Diagnose: schizoaffektiv

Zum Buch

„Diagnose: schizoaffektiv" ist ein persönlicher Erfahrungsbericht einer Betroffenen. Die verschiedenen Phasen der schizoaffektiven Erkrankung werden dem Leser anschaulich nahe gebracht. In Rückblicken erinnert sich die Autorin ihrer ersten Manien, Depressionen und Psychosen, die für diese Erkrankung typisch sind. Dieses Buch wurde mitten in einer schweren Depressionsphase begonnen und auch im Krankenhaus fortgeführt und soll - neben dem therapeutischen Effekt - den Lesern einen Einblick in diese psychische Erkrankungsform schaffen, die erst in neuerer Zeit als „schizoaffektive Störung" diagnostiziert wird.

Margit Rohan, geboren 1969 in Augsburg, wird seit ihrem 14. Lebensjahr von ihrer Krankheit begleitet, die sie in der Schule, an ihren Arbeitsplätzen wie auch im Studium nach dem zweiten Bildungsweg immer wieder eingeholt hat. Zuletzt ergriff sie eine schwere Depression, die zwei Jahre dauern sollte und von der sie in ihrem Tagebuch erzählt.

Margit Rohan

Diagnose: schizoaffektiv

Edition Friedensbacher

Titelbild:
Margit Rohan: Macht der Erinnerung (1989, Ausschnitt)
Federzeichnung mit Wasserfarben

1. Auflage 2010

Herstellung und Verlag:
Books on Demand GmbH, Norderstedt
ISBN 978-3-8391-5122-8

Inhalt

Tagebuch

16. Dezember 2008

Jetzt in der Vorweihnachtszeit bin ich wieder zu Hause – nach drei bis vier Wochen Klinikaufenthalt. Ich kann die Stunden wieder genießen, an jeder Beschäftigung bin ich innerlich wieder beteiligt. Das war in letzter Zeit nicht immer selbstverständlich: vor vier bis fünf Wochen stand ich noch so neben mir, dass ich das Gefühl hatte, es gebe mich gar nicht wirklich und als müsse ich mich ins Nirwana zurückziehen. Mein Nirwana war zu dieser Zeit das Bett.

Es fiel mir schwer aufzustehen und das Frühstück ertrug ich nur, weil ich die „Perspektive" hatte, mich gleich danach wieder ins Bett zurückzuziehen. Dennoch brachte es nicht immer Erleichterung im Bett zu liegen. Innerlich rumorte es in mir, ich fand nicht wirklich Ruhe um abschalten oder gar schlafen zu können.

Es gab für mich keine Beschäftigung, die mich seelisch ansprach, alles an äußeren Eindrücken schien an mir vorbeizugehen, ich war sozusagen nicht erreichbar.

Diesen Zustand auszuhalten war nicht nur nicht einfach, sondern geradezu das Gemüt verfinsternd. Dunkle, ja schwarze Leere lastete auf mir – und – ich sah kein Licht am Ende des Tunnels.

17. Januar 2009

Ja, was soll ich sagen ... - trotz des guten Gefühls, das ich in der Vorweihnachtszeit hatte, hat es mich kurz vor Weihnachten wieder erwischt – ich wurde erneut depressiv, und zwar von einem Tag auf den anderen! An einem Donnerstag war ich noch nachmittags im Schwimmbad und am selben Abend ging's mir schon merklich schlechter. Ich zog mich früh ins Bett zurück und am nächsten Tag ging es noch schlechter. Ich versank im Morgentief der Depression, nach dem gezwungenen Frühstück verschwand ich wortkarg wieder im Bett: die Depression hatte mich wieder!

18. Januar 2009

Inzwischen geht es mir schon wieder viel besser, sodass ich weiter an diesem Buch hier schreiben kann, aber zunächst ging ich freiwillig am 21. Dezember wieder ins Bezirkskrankenhaus – und das will was heißen – schließlich musste ich so Weihnachten und Silvester/Neujahr im Krankenhaus zubringen. Das einzig Positive dabei war, dass die Festtage auch im Krankenhaus den Festivitäten entsprechend gewürdigt wurden: Am Heiligabend saßen wir bei Kerzenlicht zusammen und unterhielten uns bei Plätzchen, Kinderglühwein und Knabbereien und an Silvester machten wir ein Gesellschaftsspiel („Tabu“) und es gab Pizza vom Blech.

16. Februar 2009

Einige Wochen danach wurde ich plötzlich wieder depressiv – und zwar nach dem ersten Besuch einer Tagesstätte für psychische Gesundheit. Vielleicht waren die neuen Eindrücke zuviel für mich, aber genau weiß ich's nicht. An einem Wochenende, das ich in der Klinik verbrachte, war es besonders niederdrückend: ich lag nur noch im Bett und isolierte mich. Ich konnte mich nicht einmal zum Duschen aufraffen.

Doch bereits am Dienstag ging es mir besser und seither hat sich das gute Befinden wieder stabilisiert. Gegen das Auf und Ab ist eine Phasenprophylaxe eingesetzt worden – Lamotrigin. Ich hoffe, dass dessen Wirkung schon eingesetzt hat, sodass ich nicht erneut in eine Depression falle. Die Besuche in der Tagesstätte will ich wieder aufnehmen und vor allem auch beibehalten, wenn ich wieder zu Hause bin, allein schon der sozialen Kontakte wegen. In ca. zwei Wochen werde ich voraussichtlich entlassen. Ich freue mich schon darauf und denke, dass ich es diesmal schaffen kann.

20. Mai 2009

Ja, und wie viel länger hat es dann doch gedauert, bis ich wirklich entlassen wurde ... Der endgültige Entlassungstermin fiel erst auf den 23. April 2009! Bis dahin verlief mein Krankheitsbild in einem steten Auf und Ab. Auch das Lamotrigin, mein stabilisierendes Medikament, sollte ja erst nach drei Monaten greifen – und so war es dann auch. An dunklen Tagen saß ich oft mit meinem Mann Jan zusammen, der mich täglich konsequent besuchte, in der Kapelle des Krankenhauses, suchte dort Zuflucht, Trost und Hoffnung. Gott stand mir bei, auch in den finstersten Stunden und ließ meine Schutzengel nicht von meiner Seite weichen. Das war für mich auch immer der Ausschlag gebende Grund, weshalb Selbstmord für mich nie in Frage kam.

Seit der Entlassung geht es mir gut. Lediglich ein weiterer Besuch der Tagesstätte stresste mich so, dass meine Depression wieder ein bisschen durchdrang. Auch der Besuch bei meiner Familie zum Muttertag hinterließ seine Spuren und zeigte mir, dass ich noch nicht recht belastbar bin. Besonders für meine Mutter ist dieses Phänomen immer schwer zu begreifen, weil sie eben davon ausgeht, ich würde mich zu Hause und im Kreis meiner, mich ja liebenden, Eltern so wohl fühlen, dass so ein Besuch für mich keine Belastung darstellt ...

21. Mai 2009

Überhaupt muss ich mich erst langsam daran gewöhnen, dass soziale Kontakte, die ja unbestreitbar für uns Menschen sehr wichtig sind, mir seelische Belastung bedeuten können. Ich erhole mich zwar jedes Mal wieder davon, doch muss ich in solchen Situationen erst noch lernen, mehr in mich hineinzuhorchen, um festzustellen, wann mich solch ein Kontakt überstrapaziert. Denn bisher machte ich die Erfahrung, dass es mir eben am Tag darauf schlechter geht, ohne dass mir während des Kontaktes bewusst geworden wäre, dass er mich überlastet. Dies spielte sich vor allem in meinem Unterbewusstsein ab.

In all den Monaten der Depression, des Krankseins, hat mir die Nähe zu meinem Mann sehr geholfen. Ich fühlte mich nie verlassen oder übergangen, ich wusste unbedingt und zu jeder Zeit, dass er für mich da ist. Seine Geduld, sein Verständnis und sein unerschütterliches Engagement, mich täglich zu besuchen, ließen mich stärker als in gesunden Zeiten daran glauben, dass wir unverbrüchlich zusammengehören, dass einer stets für den anderen da ist. Selbst in solch niederdrückenden Situationen, die für andere Paare eine Belastungsprobe sondergleichen bedeutet. Mein Mann ist und war eine Konstante in meinem Leben, egal, wie sehr mich dieses gebeutelt hat!

23. Mai 2009

Als ich am 17. November 2008 ins Bezirkskrankenhaus kam, hatte ich mit meiner schweren Depression bereits seit dem Beginn des Jahres gekämpft. Zu dieser Zeit war ich noch bei einer privaten Briefzustellfirma beschäftigt. Die Briefzustellung belastete mich, vor allem die Zeitgrenze 12 Uhr, zu der wir Arbeitnehmer mit dem Austragen der Post fertig sein mussten. Ein paar Tage vor dem Auftreten meiner Depression war ich deshalb in ernsthaften Schwierigkeiten: Unangekündigt hatte ich die doppelte Menge an Briefen sodass ich mir ziemlich sicher war, die zeitliche Grenze nicht einhalten zu können. Aus diesem Grund wandte ich mich an meinen Depotleiter, der auf mein Problem aber nur erwiderte, ich m ü s s e bis zum Mittag, 12 Uhr, fertig sein.

Dadurch war ich so unter Druck gesetzt, dass meine Beine zu zittern begannen, da ich ja auch zum Sortieren der Post länger als üblich brauchte und nicht so bald loskam ... Und als ich denn unterwegs war, beeilte ich mich unter Mobilisierung der letzten Kräfte unaufhörlich, was mich unheimlich stresste. Als ich dann um 12:30 Uhr ins Depot zurückkehrte, wurde ich von meinem Chef gelobt. Allerdings konnte mich dieses Lob nicht wieder aufrichten, ich war total aufgewühlt und am Ende mit meinen Nerven.

Am nächsten Tag war – so wie ich die Situation bewusst wahrnahm – alles soweit wieder in Ordnung, doch spürte ich leicht psychotische Anwandlungen. Begegnungen mit Bewohnern vor Ort bezog ich unmittelbar auf mich, so als ob sie vom Himmel (oder von Gott?) oder aber von der Hölle geschickt worden wären, extra meinetwegen.

Am Dienstag, dem 8. Januar dann, als ich nach dem Wochenende wieder arbeiten sollte (den Montag hatten wir jeweils frei), beschlich mich eine große Angst vor der Arbeit. Es war als würde ich von einer enorm dunklen Wolke eingeholt und niedergedrückt. Ich wandte mich telefonisch an meinen Psychiater, der mir sofort versicherte, dass er mich krankschreiben werde. Doch zögerte ich, dieses Angebot in Anspruch zu nehmen, da ich wusste, wie ungern Krankmeldungen aufgenommen wurden, da die Arbeit ja gemacht werden musste und dann einer meiner Kollegen meine Bezirke noch zusätzlich mit der Post bedienen musste.

Weil ich aber keinen Ausweg aus meinem Angstzustand sah, sagte ich an meiner Arbeitsstelle ab und fuhr mit meinem Mann erst einmal zu unserem Hausarzt, weil ich mich genierte, eine Krankmeldung von unserem Psychiater an mein Depot zu schicken. Der Hausarzt schrieb mich gleich einmal für zwei Wochen krank.

24. Mai 2009

Nachmittags dann ging ich mit meinem Mann zu unserem Psychiater, der mir ein Antidepressivum verschrieb. Ich musste da erst einmal akzeptieren, dass ich krank war, brachte den Ausbruch meiner Krankheit jedoch sofort in Verbindung mit meiner Arbeit und den letzten Schwierigkeiten ...

Mein Chef horchte am Telefon natürlich sofort auf, als er erfuhr, dass ich ganze zwei Wochen krankgeschrieben bin. Er fragte, ob ich denn „so schwer" krank sei!

Die ganzen folgenden Tage schleppte ich mich mehr oder weniger durch den Alltag, lag viel im Bett, was es mir aber auch nicht leichter machte und empfand jede kleine Verrichtung als Arbeit und anstrengend. Ich konnte mich nur ganz schwer konzentrieren, das Lesen in Büchern oder Zeitungen, ja auch im Internet wurde immer schwieriger. Bereits nach einem Absatz konnte ich mit meinen eigenen Worten nicht mehr zusammenfassen, was ich gelesen hatte. Aus Verlegenheit spielte ich abends mit meinem Mann regelmäßig „Mensch ärgere dich nicht". Allerdings half mir auch das nicht in meiner Niedergeschlagenheit.

So kam es, dass ich jeden Tag früh ins Bett ging, oft schon zwischen 19 und 20 Uhr. Das Schlafen und Träumen schien mir noch das Angenehmste und Adäquateste zu sein. Doch regelmäßig, wenn der Morgen graute, schien ich wie festgewachsen im Bett. Wenn ich trotzdem aufzustehen versuchte, passierte es nicht selten, dass ich mich gleich wieder hinlegte. Oder aber ich quälte mich das Frühstück hindurch und legte mich anschließend wieder ins Bett, auch wenn ich dort nicht mehr schlafen konnte.

Ich fühlte mich mir selbst so entfremdet, wie abgeschnitten von meiner Identität, meinem Innenleben, meiner Seele. Meine Lebensenergie war gleich null. Nur schwer konnte ich mich zum Duschen aufraffen und auch das Kochen war eine Last für mich, wo ich doch normalerweise mit Leidenschaft koche. So quälte ich mich jeden Tag dahin und war einigermaßen froh, wenn es abends war. Dann ging ich ins Bett, schlafen.

Mein Mann war in dieser ganzen Zeit voller Geduld und Verständnis für mich. Nachmittags gingen wir oft miteinander spazieren oder wir fuhren Rad, doch auch die Natur konnte ich nicht richtig genießen, die Freude über sie kam nicht aus meinem Herzen sondern blieb an der Oberfläche.

Was mir in meiner Depression ein wenig half, war die Anteilnahme meiner E-Mail-Freunde. Keiner sagte sich wegen meiner Erkrankung von mir los, sie waren in Gedanken bei mir und gaben mir Hoffnung und ein wenig Mut. Auch das E-Mail-Schreiben über mich und mein Befinden half mir etwas, Gedankenballast „über Bord zu werfen“. Der telefonische oder schriftliche Gedankenaustausch hielt mich einigermaßen über Wasser und motivierte mich.

So konnte es vorkommen, dass ich mehreren Stimmungsumschwüngen täglich ausgesetzt war. Mein seelisches Befinden war furchtbar instabil. Die Jahre zuvor war das anders gewesen. Damals nahm ich noch Lithium ein, das mich sehr zuverlässig stabilisierte. Doch griff es nach langen Jahren der Einnahme meine Nieren an – der Kreatininwert stieg zusehends. Ein Nierenfacharzt sagte, ich müsse das Lithium absetzen, sonst würde ich an der Dialyse enden. Das war Anfang des Jahres 2007.

Also setzte ich zusammen mit meinem Psychiater das Medikament ab, das mich über Jahre hinweg stabil gehalten hatte. Ersatzweise bekam ich Valproinsäure, doch befielen mich ernste Missempfindungen in Füßen und Händen. Das Phänomen steigerte sich so, dass ich schließlich Schmerzmittel einnehmen musste. So stimmte ich mit meinem Psychiater darin überein, das Mittel auszuschleichen. Doch anschließend verschrieb mir mein Psychiater keine andere Phasenprophylaxe sondern allein mein Neuroleptikum (Perazin). Das erwies sich jedoch nach einigen Wochen als nicht tragfähig genug.

Ich hatte Ende Juni 2008 eine berufliche Weiterbildung in Teilzeit begonnen. Die ersten beiden Wochen waren jedoch wirklich Nerven aufreibend, da die Kollegin, die mich anlernen sollte, schrecklich unausgeglichen und hysterisch war – alleine ihre Stimme nahm mir jede Gelassenheit und dann erst der furchtbar direkte, unverwandte Blick ihrer Augen, der immer zwischen meinem rechten und linken Auge hin- und her sprang! Das Zusammensein mit ihr raubte mir den letzten Nerv. Als sie schließlich nach zwei langen Wochen in eine andere Abteilung und damit in ein anderes Zimmer kam, versuchte ich mich zu regenerieren.

Glücklicherweise bekam ich einen recht netten Kollegen zugeteilt, der mir keine Probleme machte. Allerdings rutschte ich einige Wochen später – der anfängliche Nervenstress war eben wohl noch nicht verdaut – in eine leichte Manie mit psychotischen Symptomen.

25. Mai 2009

Wenn ich z. B. in der Straßenbahn fuhr und dabei MP3's hörte, bezog ich die mir bekannten Songtexte auf bestimmte Personen, die ich gerade im Blickfeld hatte. Außerdem spielte es für mich plötzlich eine Rolle, wem ich wo begegnete. Solche Begegnungen wähnte ich von meinem geistigen Einfluss auf die Dinge und Situationen abhängig.

Meine Mutter und mein Psychiater erkannten die Manie. Doch Andeutungen von deren Seite verärgerten mich über alle Maßen, da ich mich nicht nur als vollständig gesund ansah, sondern auch als besonders tatkräftig, spontan und energisch, was ich sonst nur eingeschränkt war. Ich fand damals Bestätigung bei meinem Psychotherapeuten und meinem Vater. Beide meinten, ich sei „auf einem guten Weg“. Ich empfand das genauso, denn ich sah mich – wie ich vorher zu sein glaubte – als überangepasst und mit nur schwachem Selbstbewusstsein ausgestattet. Meinem Psychiater warf ich wegen seiner „Einmischung“ in dieser Phase „ärztliche Arroganz“ vor, was ihn in Rage brachte. Nach etwa zwei weiteren Wochen rutschte ich urplötzlich und erschreckend schnell in eine schwere Depression ab. Dazu sagte mein Psychiater, dass jede Manie, ob leicht oder schwer, eine Depression nach sich ziehe. In meiner manischen Phase schrieb ich noch im Rahmen der Weiterbildung einen Test in Excel, den ich sehr gut bestand, war dann aber krank geschrieben und fiel so bald aus der Weiterbildungsmaßnahme heraus.

Nun bezog ich die finanzielle Unterstützung von der Krankenkasse in Form von Krankengeld, ich war weiterhin krank und auch das Antidepressivum, das ich einnahm, half mir nicht, wieder gesund zu werden. Ich litt erneut unter dem Gefühl der Selbstentfremdung. Schließlich, am 17. November 2008 hielt ich es nicht länger aus, sagte das auch meinem Psychiater, und nun wies er mich in das Bezirkskrankenhaus ein.

Meine Daten wurden in der Notaufnahme aufgenommen und ein Arzt nahm mir Blut ab. Ich wurde von einer Krankenpflegerin zusammen mit meinem Mann, der mich begleitete, in eine offene Station geführt. Dort angekommen, wurde mir das Zimmer gezeigt, in dem ich ein Bett belegen sollte: ein Fünfbettzimmer!

Von den ersten beiden Tagen habe ich keine Tagebucheinträge, ich war sozusagen außer Gefecht gesetzt. Behandelt wurde ich mit Zyprexa, Citalopram (die beiden Medikamente hatte ich schon zu Hause eingenommen) und Melperon. Das letztere nahm mir bald die Angst und auch die Entfremdungszustände, unter denen ich am meisten litt. Was ich vergessen hatte zu erwähnen, ist die erste ärztliche Untersuchung, die mir im BKH auf der Station zuteil wurde. Sie wurde von einem Vertretungsarzt vorgenommen und war für mich erschreckend: In dieser, meiner schweren Depression, wollte der Arzt, dass ich Rechenaufgaben (Kopfrechnungen) lösen sollte! Als ich damit nicht klar kam, was ja auf Grund meiner fehlenden Konzentration zu erwarten war, analysierte dieser seltsame und unerbittliche Arzt mein Verhalten einer angehenden Ärztin gegenüber ... Diese „Konsultation" ließ mich rat- und hilflos zurück und verstärkte meine Minderwertigkeitsgefühle.

Vier Tage nach meiner Einweisung bekam ich drei neue Patientinnen aufs Zimmer und war abends unruhig und angespannt, trotz der zuvor erfolgten Einnahme von Melperon. Mein Blutdruck lag bei 153:106, und das, obwohl ich frisch aus dem Bett kam! Doch der Krankenpfleger wiegelte ab und sagte, das sei kein Grund zur Beunruhigung. Abends bekam ich als Schlafmittel Zopiclon.

Am nächsten Tag, einem Samstag, ging ich nach dem Frühstück um den Ententeich im Klinikpark spazieren und später in die Krankenhauskapelle. Dahin folgte mir Sybille*, eine Mitpatientin, die sich mir oft spontan anschloss (ob ich wollte oder nicht). Als wir beide in der Kapelle waren, ging sie gleich zu der aufgeschlagenen Bibel auf dem Altartischchen und blätterte darin. Außerdem führte sie laute Selbstgespräche, was mich störte. Ich sagte ihr, dass ich nun gerne alleine wäre, worauf sie die Kapelle verließ. Allerdings öffnete sie ein paar Minuten später wieder die Türe und schaute nach mir. All das erschwerte mir eine stille Meditation und ein Gebet in Ruhe. Als ich zur Station zurückkehrte, folgte sie mir wieder. Ich nahm sie als manisch wahr, doch ob das ihrem Krankheitsbild entsprach, habe ich nie erfahren.

---

* alle Namen geändert

26. Mai 2009

Im Krankenhaus begann ich nach Jahren wieder zu stricken. Ich arbeitete an einem Schal für mich in den Farben schwarz, weiß und grau. Das Stricken entspannte mich. Und außerdem hatte ich gehört (oder gelesen), dass beim Stricken beide Gehirnhälften tätig werden. Bei einer Depression dagegen ist eine der Gehirnhälften quasi lahm gelegt.

Auf meiner Station gab es auch einen Mitpatienten, der sehr religiös war und viel las oder malte. Mit ihm verstand ich mich gut und am ersten Sonntag meines Aufenthaltes ging ich mit ihm ins benachbarte Klinikum in die Kapelle zum Gottesdienst. Was ihn an Nebenwirkungen der Medikamente plagte, war vor allem der ständige Speichelfluss, dem er nicht Herr werden konnte.

Für die Nacht musste ich immer das Schlafmittel nehmen, sonst hätte ich in dem Fünfbettzimmer nicht einschlafen können. An jenem Sonntag z.B. hörte eine Patientin dort mit anderen zusammen laute Techno-Musik, und das zu der Zeit, zu der ich eigentlich ins Bett gehen wollte. So wich ich in die Kapelle aus und strickte danach noch im Aufenthaltsraum. Es gab auch einen Fernsehraum, doch ich verspürte im Krankenhaus fast nie Lust zum Fernsehen.

Jan, mein Mann, kam mich täglich besuchen. Inzwischen ging es mir durch das eingesetzte Melperon auch schon besser: ich ging spazieren und schwimmen, verbrachte nicht mehr so viel Zeit im Bett. Es hatte auch seine magnetische Anziehungskraft für mich verloren und darüber war ich besonders froh.

Bald war Jans Geburtstag und zu diesem Tag – so wurde es in der Oberarztvisite besprochen – durfte ich mit ihm in die Stadt fahren, zum Christkindlesmarkt. Dort erstand ich eine kleine Buddhafigur und anschließend besuchten wir noch ein alteingesessenes Café am Rathausplatz. Es ging mir soweit wieder gut, sodass ich diesen (ersten größeren) Ausflug nicht als Belastung empfand.

Was sich allerdings herausstellte, war, dass durch die Einnahme von Zyprexa und durch die üppige Krankenhauskost mein Gewicht stetig und schnell zunahm: in einer Woche bis zu 2 kg! Ich versuchte gegenzusteuern, indem ich auf dem Heimtrainer jeweils zehn Minuten übte, das aber mehrmals am Tag.

Nach eineinhalb Wochen auf der Station war es dann soweit, dass ich in ein Zweibettzimmer verlegt wurde. Mit mir zusammen wurde das Zimmer von einer älteren Mitpatientin aus Sachsen belegt. Sie hielt sich meist im Aufenthaltsraum auf, sodass ich im Zimmer relativ ungestört war.

Manchmal nahm ich abends ein Entspannungsbad in der Stationsbadewanne. Allerdings ließen Waschmaschine und Trockner, die im selben Raum liefen, vor allem aber das grelle Neonlicht dabei keine Romantik aufkommen. Ansonsten duschte ich täglich unter der Gemeinschaftsdusche und fönte meine Haare mit dem entliehenen Stationsfön.

In der benachbarten Stadt ging ich ab und zu im großen Supermarkt einkaufen, das war ein Fußweg von etwa einer Viertelstunde einfach. Einmal nach dem Abendessen ging ich noch dorthin und kaufte einen Mini-Weihnachtsstern, den ich dann auf meinen/unseren Tisch im Zimmer stellte.

Zu der Zeit war es meinem Mann und mir klar, dass ich Rente beantragen würde, die erforderlichen Beitragsmonate hatte ich zusammen. Na, und krank bin ich ja schon seit meinem 14. Lebensjahr ...

27. Mai 2009

Als ich noch auf dem Gymnasium war, hatte ich bereits die ersten schweren Depressionen. Der Psychiater, bei dem ich war, stellte mir ein Attest aus, damit ich von Proben aller Art befreit wurde. Das führte zur Verärgerung des Direktors, wie ich selbst zufällig mitbekam. Der machte sich darüber Luft, indem er polterte, da könne ja jeder Schüler mit solch einem Attest auffahren, wenn er bei seinem Arzt nur genügend jammere ...!

Später, als ich so um die 16 Jahre war, litt ich auch unter Manien, die sich mit meinen depressiven Phasen munter abwechselten. Aber – „darunter leiden" ist wohl der falsche Ausdruck. Ich fühlte mich nämlich ungewöhnlich stark und einfallsreich, sodass ich zumindest nicht bereit war, deswegen zu einem Nervenarzt zu gehen. Dazu musste mich mein Vater schon ganz schön beackern ...

Eine meiner Manien führte mich mit einem Interrail-Ticket über Frankreich nach Spanien – alleine – wohlgemerkt. Dort angekommen, verlor ich mein Geld und einiges von meiner Habe durch gewaltigen Leichtsinn. Ich wollte mir von dieser Situation aber nicht diktieren lassen, wieder nach Hause fahren zu müssen und so kam es, dass ich schlecht und recht dort blieb. Ich übernachtete teilweise in Treppenhäusern und schloss mich einer Gruppe von Bahnarbeitern an, die einen eigenen Waggon als Unterkunft hatten. Dort konnte ich schlafen, mich duschen und auch an Mahlzeiten teilnehmen. Ich war damals unheimlich stolz darauf, dass ich mich so über Wasser halten konnte. Das hieß für mich, dass auch, wenn die Situation noch so aussichtslos scheint, es dennoch immer weiter geht. Und diese Lektion wollte und sollte ich für mein ganzes Leben behalten ...

Aber nun zurück zu meinem Krankenhausaufenthalt: Zwei Wochen nach meiner Ankunft dort, durfte ich das erste Mal am Wochenende wieder nach Hause, von Samstag auf Sonntag. Dort ging es mir immerhin so gut, dass ich mir am Sonntagvormittag schon wieder die Haare schnitt. Ich schneide mir die Haare seit meiner Jugendzeit selbst. Ich habe nämlich die Erfahrung gemacht, dass Friseurinnen niemals meine Frisur so hinbekamen, dass ich zufrieden war. Wenn ich mir die Haare schneide, mache ich das mit Hilfe der aufgeklappten Türen eines Spiegelschränkchens, sodass ich mich von allen Seiten sehen kann. Ich schneide dann zuerst mit der Schere und rasiere mir mit einem elektrischen Haarschneider den Nacken. Das dauert jeweils so eine Stunde. Auch das Aufstehen, Duschen genauso wie das Kochen bereiteten mir keine Probleme.

Wieder zurück im Krankenhaus begann ich mit neuen Beschäftigungen: Ich malte weiter an einem „Malen nach Zahlen“-Bild (Gustav Klimt: Der Kuss) und begann, Socken zu stricken. Die Wolle ebenso wie das

Bambus-Nadelspiel hatte ich von einer meiner E-Mail-Freundinnen geschickt bekommen.

Zu dieser Zeit schaffte ich es das erste Mal, ohne Schlafmittel zu schlummern! Auch unter der Woche bekam ich nun einen Übernachtungsurlaub. Zu Hause lief es wieder gut. Am 4. Dezember bekam ich auf das Zweibettzimmer eine neue Mitpatientin. Mit ihr verstand ich mich problemlos. Mit jener Patientin zusammen, die so sehr auf mich fixiert war und mir damals in die Kapelle gefolgt war, ging ich einkaufen, da wir am Mittag darauf, in der Stationsküche, kochen wollten. Nur war ich an diesem Tag alleine mit dem Kochen zugange, weil Sybille zu der Zeit eine Therapie hatte ... Aber, na gut, dann kochte ich eben alleine: Ich machte einen Tortelliniauflauf mit Sauce Bolognese, Tomaten- und Mozzarellascheiben. Ich war auch tatsächlich um Punkt zwölf damit fertig (das war die offizielle Essenszeit) und den Leuten, die ich ausgewählt hatte am Essen teilzunehmen, schmeckte es gut.

Am folgenden Wochenende war ich wieder zu Hause. Sonntags besuchte ich den Gottesdienst und mittags kochte ich ein Wokgericht. Die Entlassung aus dem Krankenhaus stand bevor und erfolgte schließlich am 11. Dezember 2008 nach einem drei- bis vierwöchigen Aufenthalt.

Einen Tag später besuchte ich mit Jan zusammen gleich unseren Psychiater, der auch froh darüber war, dass es mir gut ging. In den nächsten Tagen lief alles soweit rund. Allerdings ging ich weiterhin so früh zu Bett (um 19:30 Uhr). Dass ich so früh müde wurde, schmälerte die Lebensqualität etwas. Jan und ich kauften auch schon den Weihnachtsbaum und stellten ihn auf. Es muss (wie jedes Jahr) eine Blaufichte sein, weil diese besonders stachelige Nadeln hat und unseren Kater davon abhält, den Baum als willkommene Klettergelegenheit zu missbrauchen. Zu Hause beschäftigte ich mich mit Mandala-Malen. Ich hatte ein tibetisches Mandala-Malbuch gekauft und eines mit „Mandalas der Kraft". Ich las viel und schrieb meinen Brieffreunden E-Mails. Außerdem begann ich in diesen Tagen, an meinem Buch zu schreiben. Dafür besorgte ich mir im Schreibwarenladen einen Ringbuchblock. Am Donnerstag, dem 18. Dezember 2008, ging ich ins Schwimmbad, das ziemlich leer war. Das Schwimmen hatte ich schon vermisst, denn im BKH gab es ein Schwimmbecken, das ich auch gerne nutzte.

Doch dann, am nächsten Tag ging es mir vom Morgen an schlechter ... So kam es, dass ich mich nach dem Frühstück gleich wieder für zwei Stunden ins Bett zurückzog, ohne jedoch schlafen zu können, ich konnte mich einfach nicht überwinden aufzustehen. Nachmittags ging's mir genauso: ich hielt nicht nur den gewohnten Mittagsschlaf, sondern legte mich bald danach schon wieder ins Bett, obwohl es mir dort auch nicht besser ging. Außerdem begann ich wieder, mir selbst entfremdet zu sein. Es fühlte sich an, als ob der Draht zu meinem Innenleben, meiner geistig-seelischen Einheit, gekappt wäre. Es war schrecklich niederdrückend! Die Situation verschlechterte sich Tag für Tag kontinuierlich. Schließlich kapitulierte ich am Sonntag, dem 21. Dezember. Ein Freund kam uns nachmittags mit dem Auto besuchen. Ihn baten wir, uns ins Krankenhaus zu fahren. Die Tasche war schon gepackt.

Im BKH angelangt, erfuhren wir an der Pforte, dass die Notaufnahme am Wochenende im benachbarten Klinikum erfolge. Also – wieder rein ins Auto und zu der dortigen Notaufnahme gefahren. Wir drei warteten in der Klinikums-Notaufnahme etwa zwei Stunden, bis sich ein Nervenarzt meiner annahm. Er fragte mich, auf welcher Station ich bis vor kurzem gewesen war und rief dort an. Sie hatten dort auch noch ein Bett frei – natürlich erneut im Fünfbettzimmer ...

Die Patienten dort hatten, wie man sich denken kann, schon längst wieder gewechselt. Jan blieb noch bis ich die Sachen aus meiner Tasche verräumt hatte. Peter, unser Freund, war mit dem Auto wieder unterwegs nach Hause. Ich bekam noch ein paar Happen zum Abendessen ab und legte mich anschließend ins Bett. Das Einschlafen war allerdings nicht leicht, weil es in dem Fünfbettzimmer sehr unruhig war. Dort war auch eine neunzehnjährige Patientin namens Nadja untergebracht, die ihren eigenen CD-Rekorder am Bett stehen hatte und ungeniert, eben auch laut, Musik hörte. Wenn ich ihr vorschlug, leiser oder ganz aus zu machen, sagte sie, sie könne nicht ohne Musik sein ...!

Ich ließ mir also eine Schlaftablette und – vor allem – Oropax geben. Erst um einiges später stellte Nadja ihren Rekorder ab. Die nächsten beiden Tage führte ich kein Tagebuch, dazu ging es mir einfach zu schlecht.

29. Mai 2009

Wie schon zu Beginn des Buches geschrieben, wurde Weihnachten unter uns Patienten auch mit bescheidenen Mitteln gefeiert. Wir (zu fünft oder sechst) saßen bei Kerzenschein am Heiligabend zusammen, tranken Kinderpunsch und aßen Plätzchen und Knabbereien. Später gesellte sich noch ein iranischstämmiger Pfleger zu uns und erzählte vom Weihnachtsfest und Silvester/Neujahr im Iran. Das war eine willkommene Abwechslung und interessant obendrein.

Einer Patientin kamen beim Zusammensitzen im Kerzenlicht sogar die Tränen, sie wurde aber gleich von Rita, einer sehr netten älteren Mitpatientin getröstet und in den Arm genommen. Ich vermisste das Zuhause an Weihnachten nicht einmal, weil es mir noch so schlecht ging, dass ich die Zeit daheim sowieso nicht hätte genießen können, das fühlte ich. Am ersten Weihnachtsfeiertag gab es mittags Ente mit Kartoffelkloß und Rotkohl.

Ab dem 27. Dezember bekam ich zu Melperon zusätzlich Tavor, einen Tranquilizer. Er sollte gegen meine innere Unruhe helfen. Daher kämen auch der hohe Blutdruck und Puls, sagte mein Stationsarzt. Tavor bekam ich jetzt dreimal täglich, jeweils 0,5 mg. Das Wochenende verbrachte ich im Krankenhaus. Am Dienstag, den 30. Dezember, kündigte meine Oberärztin an, dass ich ab der kommenden Woche ein

Phasenprophylaktikum bekäme, das vor allem gegen die depressiven Phasen, aber auch gegen die manischen helfen solle. Es hieß Lamotrigin. Bis dahin hatte ich ja außer dem Antidepressivum nur Neuroleptika bekommen, die jedoch die in Phasen auftretende Krankheit nicht adäquat bekämpfen konnten.

An Silvester saßen wir bei Pizza vom Blech zusammen und spielten, wie gesagt, „Tabu“, ein Gesellschaftsspiel. Wir waren ungefähr zehn Leute. Pflegerinnen waren auch dabei. Ich ging gegen 20 Uhr schlafen, wachte aber rechtzeitig vor 24 Uhr wieder auf, ging noch einmal in den Aufenthaltsraum und stieß um Punkt Mitternacht mit den anderen mit einem Glas alkoholfreiem Sekt an. Für einige Minuten war ich in das Feuerwerkspektakel am Horizont vertieft, dann legte ich mich wieder schlafen. Ich hatte keine rechte Zuversicht zum neuen Jahr 2009. Es ging mir dazu noch zu schlecht ...

An Neujahr gab es Hirschgulasch mit Semmelknödeln und Rotkohl.

30. Mai 2009

Einen Tag darauf bekam ich in der Visite angeboten, am Wochenende für einen Tag nach Hause zu fahren, doch fühlte ich mich noch zu schwach dazu. Ich versuchte mich auf dem Zimmer mal wieder am Lesen in einer Zeitung, doch ich konnte mich immer noch nicht konzentrieren. Im Fünfbettzimmer hatten wir mal wieder einen Neuzugang, dabei war es dort schon unruhig genug. Ich fragte beim Pflegepersonal, ob ich nicht in ein kleineres Zimmer umziehen könne. Sie meinten aber, es sei gerade nichts frei und auch nicht absehbar, wann in nächster Zeit etwas frei würde.

Am Samstag kam mir nachmittags der Gedanke, dass ich am Sonntag doch nach Hause wolle. An diesem Tag kam mich Jan mit der Straßenbahn abholen. Ich schaffte dann doch Einiges, z.B. die Fliesenböden zu wischen und zu kochen. Nur das Aufnehmen von neuen Informationen, sei es durch Zeitungen oder Bücher, durch Radio, Internet oder Fernsehen, fiel mir noch schwer. Außerdem war auch mein Antrieb noch schwach.

Am Montag bekam ich das erste Mal die neue Phasenprophylaxe: das Lamotrigin. Die Ärzte sagten aber gleich dazu, dass es erst nach drei Monaten wirke! In der Visite konnte ich meine Ärztin davon überzeugen, mich über Nacht nach Hause gehen zu lassen. Ich packte die Tasche und fuhr. Nun ging es mir langsam besser, was mich zuversichtlich stimmte. Zu Hause nahm ich wieder Kontakt zu meinen E-Mail-Freunden auf, zu Susanne, die mir Sockenwolle und Stricknadeln geschickt hatte, und zu Hans, der eine Foto-Website betreut.

Am Abend fuhr ich mit gepackter Tasche wieder zurück ins BKH, wo ich ein Bezugspflegegespräch hatte. Dieses Gespräch findet mit einem so genannten Bezugspfleger statt, der sich einmal wöchentlich die Zeit nimmt, um mit dem ihm zugeteilten Patienten die Situation zu erörtern, aber auch um über die Zukunft und über Pläne zu sprechen, wenn man welche hat. Meine Bezugspflegerin meinte wegen des stressigen Fünfbettzimmers, ich solle doch die Rita fragen, ob ich nicht mit zu ihr ins Zimmer aufgenommen werden könne. Das hielt ich für eine gute Idee, vor allem, weil mir doch die Rita so sympathisch war. Ich fragte sie kurzerhand und bekam sofort die Einwilligung dazu. Am selben Abend zog ich noch um!

13. Juni 2009

Es hat nun etliche Tage gedauert bis ich nun an dieser Stelle weiter schreibe. Die letzten Wochen brachte ich nur mühsam hinter mich. Ich rutschte wieder ab in die Depression. Und das nach einem Pfingstbesuch meiner Familie bei Jan und mir. Außerdem kam dazu, dass ich just zu der Zeit das Antidepressivum und das Melperon nach vorheriger Absprache mit meinem Psychiater reduzierte. Ich verbrachte wieder die meiste Zeit im Bett und konnte mich kaum dazu aufraffen, mich mit irgendetwas zu beschäftigen. In meinen nächtlichen Träumen lebte ich auf, dann ging es mir seelisch besser. Doch spätestens mit dem Aufwachen verflüchtigte sich dieser Effekt. Langsam bekam ich Angst, wieder Tavor einnehmen zu müssen, da dieses ja abhängig macht.

15. Juni 2009

Doch nach eineinhalb Wochen verbesserte sich meine Situation von einem Tag auf den anderen: Ein Gewitter weckte Jan und mich am frühen Morgen und ließ mich nicht mehr einschlafen. Kurz entschlossen stand ich gegen sechs Uhr mit Jan zusammen auf und von da an ging es mir besser!

Aber nun zurück zu meiner Krankenhaus-Geschichte: Ab dem 8. Januar verbesserte sich wieder meine Lage – ich war relaxed und fühlte mich wohl. Einen Tag darauf besuchte ich die Leiterin einer Tagesstätte für psychische Gesundheit und vereinbarte einen Probetermin für den 22. Januar 2009.

Plötzlich ging es meiner Bettnachbarin, der Rita, schlecht. Sie hatte eine Magen-Darm-Grippe und ließ sich nachts auf den Flur verlegen, um mich bei dem häufigen Aufstehen zu den Toilettengängen nicht zu stören. Am nächsten Tag wurde sie in ein anderes Zimmer gebracht, in dem sie isoliert lag. Wegen des Noro-Virus, das sich bei ihr bestätigen sollte, mussten die Ärzte mit Spezialkleidung, Mundschutz und Handschuhen zu ihr ins Zimmer gehen. Wir Patienten durften sie nicht besuchen.

Am Freitag, den 16. wurde ich in ein anderes Zimmer verlegt – in ein Einbettzimmer. Mittags kochte ich für drei andere Patienten und mich Frikadellen mit frischem Paprikagemüse. Ich hatte keine Probleme damit und wurde auch um Punkt zwölf Uhr fertig. Ich malte in diesen Wochen viele Mandalas mit Filzstiften aus. Es entspannte mich und verlangte nicht so viel Konzentration wie das Lesen.

An meinem ersten Tag in der Tagesstätte strickte ich an einem Schal. Ich war in der so genannten „Kreativ-Therapie“ und lernte die Therapeutin kennen. Allerdings stellte sich nachmittags und abends in der Klinik heraus, dass die neuen Eindrücke offenbar zu viel für mich waren: mein Kopf fühlte sich übervoll an, ich legte mich öfter flach. Am Abend vor dem Einschlafen erlitt ich einen Schüttelfrostanfall – bei mir immer ein

Zeichen nervlichen Stresses. Am Tag darauf bekam ich für kürzere Zeit eine Bettnachbarin. Wegen Platzmangels schoben sie deren Bett zu mir ins Zimmer. Ansonsten sah es so aus, als ob der Stress durch den Tagesstätten-Besuch erst einmal hinter mir lag. Doch am Wochenende merkte ich bald, dass das ein Trugschluss war: ich rutschte in das nächste depressive Loch ...

Zwei Tage später bekam ich ein zweites Antidepressivum: Solvex. Das folgende Wochenende über blieb ich im Krankenhaus, weil ich mich zu schwach und depressiv fühlte, um die beiden Tage zu Hause zu verbringen. Am Samstag, den 1. Februar fühlte ich mich besonders schlecht: Das schreckliche Entfremdungsgefühl breitete sich in mir wieder aus, sodass ich nachmittags ganz verzweifelt war, wie wild weinte und eine zusätzliche Tavor-Tablette bekam: der Tiefpunkt war erreicht. Ab dem übernächsten Tag verspürte ich eine Besserung meines Zustandes – einen Tag später ging es mir auch schon wieder ganz gut und am folgenden Wochenende war ich wieder zu Hause und nahm den Kontakt zu meinen E-Mail-Freunden wieder auf.

Wegen der starken Gewichtszunahme durch Zyprexa wurde das Neuroleptikum durch Seroquel ersetzt, das ich gut vertrug. Im Krankenhaus nahm ich an verschiedenen Therapien teil: Im Sportbereich an Nordic Walking, Tai Chi und Schwimmen, an der Beschäftigungstherapie (Kreativbereich) und an der Verhaltenstherapie-Gruppe „Depression“. Dort lernten wir unter anderem depressive Grundüberzeugungen kennen, wie z.B.: „Das schaffe ich nicht.“ und alternative Aussagen, wie: „Ich probier’s einfach mal.“ Einmal ging es auch um Rückfall-Prophylaxe – was man alles schrittweise tun kann, wenn ein erneuter Depressionsschub droht. Ab Dienstagabend, dem 17. Februar war es bei mir auch schon wieder so weit: ich versank wieder in die Depression und kam einen Tag später nicht aus dem Bett. Am folgenden Samstag hatte ich zwar auch wieder ein Morgentief, doch hat sich innerhalb des Tages meine Stimmung so weit verbessert, dass ich mich mit Jan in die Stadt aufmachte, um Pulloverwolle zu kaufen. Am selben Tag fing ich zu stricken an. Allerdings ging es mir am Sonntag wieder so schlecht, dass ich mich neben mir fühlte. Ich war verzweifelt und weinte, als Jan zu Besuch war. Als ich deswegen zum Pflegepersonal ging, bekam ich Tavor. Ich suchte auch noch den Stationsarzt auf. Der erhöhte die Dosis von Seroquel noch am selben Tag auf 300 mg. Ich wurde durch das Tavor zwar ruhiger, war aber immer noch zutiefst unglücklich über meinen Krankheitsverlauf. Die nächsten Tage war ich wieder am Nullpunkt. Ich war mir selbst entfremdet, mein Draht zu meiner Seele war wie gekappt, sodass ich mich überwiegend wieder im Bett aufhielt. Auch die Ärzte konnten mir in dieser Phase wenig helfen außer der Gabe der Bedarfsmedikation von Tavor, die sie mir zuteilten.

Neun Tage später aber ging es wieder aufwärts. Ich hatte zwar noch ein Morgentief, aber nachmittags und abends legte ich mich nicht erneut wieder hin. Bereits einen Tag darauf war ich soweit wieder hergestellt, dass ich wieder Freude an Beschäftigungen empfand und ich in mir wieder einigermaßen ruhte – das Selbstentfremdungsgefühl hatte sich aufgelöst! Überhaupt sollte sich herausstellen, dass meine depressiven und hypomanen Phasen alle zehn Tage wechselten, und das wirklich auf den Tag genau – ohne den Einfluss äußerer Umstände.

Zu der Zeit bekam ich eine neue Zimmergenossin, die Doris hieß, ursprünglich aus Köln kam und sehr fidel war – zumindest äußerlich. Wir unterhielten uns öfter über die Krankheit und über Psychotherapie. Ich durfte nun auch unter der Woche einmal zu Hause übernachten, was ich sehr genoss. Es ging mir wieder richtig gut. Doch bereits ab dem 9. März sackte ich wieder ab. Ich ließ am Morgen die Frühgymnastik ausfallen, an der wir täglich teilnehmen sollten. Trotz meiner gedrückten Stimmung verbrachte ich das Wochenende zu Hause. Allerdings legte ich mich oft ins Bett. Ab dem 16. März konnte ich den Vormittag wieder ohne zusätzliches Hinlegen verbringen, und von Mittwoch auf Donnerstag war ich wieder zu Hause und agil. Ich spielte im Krankenhaus mit Doris Tischtennis und Kicker – ich hatte mich von meinem Tief wieder erholt. Am 23. März wurde in der Visite besprochen, dass ich nach Hause entlassen würde sobald das Tavor ganz abgesetzt sei. Ich hatte ja versucht, das Medikament von meinem niedergelassenen Psychiater ambulant ausschleichen zu lassen. Mein Arzt im Krankenhaus telefonierte auch mit ihm, aber durch das neu festgelegte Budget, mit dem mein Psychiater auskommen musste, war ihm eine solch engmaschige Betreuung nicht möglich. Also musste ich mich beugen – und noch länger im Krankenhaus bleiben. Mein Arzt wollte da auch auf Nummer sicher gehen. Er sagte, problematisch würden die letzten Milligramm Tavor werden, die abgesetzt werden sollen. Also harrte ich aus.

Am 24. März las eine über achtzig Jahre alte Patientin eigene Gedichte vor. Der Vortrag fand im Fünfbettzimmer statt. Es war herrlich, dieser Patientin zuzuhören. Jedes Gedicht war meisterhaft geschrieben, Rhythmus sowohl wie Reime stimmten alle und die Inhalte waren berührend. Die meisten der Gedichte waren Naturgedichte. Ich sagte danach meiner Mitpatientin, dass ich diesen Abend auf jeden Fall in Erinnerung behalten würde.

An einem Abend, als es mal wieder Hering und Heringssalat geben sollte, bestellte Doris drei Pizzas, eine für mich. Das war mal eine leckere Abwechslung im Speiseplan! Bald darauf wurde Doris entlassen. Vorher tauschten wir noch unsere Telefonnummern aus. Auch heute rufen wir uns noch gegenseitig an. Als ich wieder allein im Zimmer war, fehlte mir Doris richtig. Ihr „Schon frisch?“ am Morgen, wenn ich geduscht wieder ins Zimmer kam, ihr Temperament und ihre Emotionalität.

Später hatte ich noch mal ein dreitägiges, leichtes Tief, das aber nicht weiter schlimm war. Meine neue Phasenprophylaxe, das Lamotrigin, wirkte offenbar schon ganz gut. Der Entlassungstermin war mir auch bereits bekannt: es sollte der 23. April sein. Ich freute mich, doch hatte ich auch leichte Bedenken, ob ich es diesmal zu Hause schaffen würde. Anderen, die ebenfalls vor der Entlassung standen, ging es ganz ähnlich.

Die letzten Tage war es schon sommerlich heiß und ich verbrachte viel Zeit draußen vor der Station. Ich genoss die warmen Temperaturen und sonnte mich. Jeden Tag besuchte ich die Kapelle und betete. Manchmal zündete ich auch eine Kerze an. Ich betete zu Gott, er möge mich gesund bleiben lassen, auch zu Hause. Eines Abends überlegte ich mir, ob ich nicht einmal in den Aufenthaltsraum gehen sollte statt auf meinem Zimmer zu lesen. Aber die Unterhaltung dort war so nichtssagend, seicht und hohl – und wie auf Kommando lachten alle, brachen in gemeinschaftliches Gegacker aus (der Grund war eigentlich nie nachzuvollziehen ...) und so war mir der Abend bald verleidet und ich zog mich wieder aufs Zimmer zurück, wo mich wenigstens eine sinnvolle Beschäftigung erwartete.

Ich visierte meinen Entlassungstermin an. Am Donnerstag, den 23. April 2009 um zehn Uhr sollte ich entlassen werden. Mein Vater hatte sich schon bereit erklärt, mich und mein Gepäck mit dem Auto abzuholen. Jan und ich hatten ja weder Führerschein noch

Auto. In der Stadt mit öffentlichen Verkehrsmitteln und mit Fahrrad ausgestattet, kann man ganz gut ohne Auto leben.

Eines Abends unterhielt ich mich mit Jakob, der neu zu uns gekommen war. Er erzählte mir von seiner schweren Depression und davon, dass die Krankheit ihn Gott wieder näher bringe. Das Gespräch mit ihm war gut und aufschlussreich. Er sagte auch, dass er schon 25 Jahre krank sei.

Einen Tag vor der Entlassung hatte ich meinen Pullover fertig gestrickt. An meinem allerletzten Tag ging ich morgens noch einmal eine Runde um den Ententeich spazieren. Dabei begegnete ich drei Feldhasen, die ihre Lauscher aufstellten und innehielten. Zur allerletzten Visite schenkte ich meinem Arzt und der Oberärztin jeweils ein signiertes Exemplar von einem Buch, das ich in meiner Jugend verfasst hatte. Beide freuten sich darüber – mein Arzt sagte sogar, er habe noch nie ein selbst geschriebenes Buch als Geschenk erhalten. Die Kastanien fingen schon an zu blühen – und ich war wieder zu Hause!

23. Juni 2009

Bis heute ging und geht es mir gut – bis auf einen Einbruch nach Pfingsten. Am Pfingstsonntag waren meine Eltern und mein Bruder längere Zeit hier zu Besuch. Bei sozialen Kontakten jedoch – vor allem, wenn mehrere Leute um mich herum sind – muss ich noch vorsichtig sein, sie belasten mich noch zu sehr. Das musste ich auch bei meinen letzten beiden Besuchen der Tagesstätte feststellen. Dabei ging es mir gar nicht gut. Die Verhaltensmuster von einigen, psychisch wirklich sehr angeschlagenen Besuchern zogen mich merklich runter. Außerdem irritierte mich die Gleichzeitigkeit mehrerer Gespräche. Als ich dort das letzte Mal meinen Rucksack packte, fühlte ich instinktiv, dass ich an diesen Ort nicht mehr zurückkehren würde.

Seit ich wieder nur zu Hause bin, fühle ich mich auch bedeutend wohler, und das ziemlich konstant. Neulich, beim Einkaufen, traf ich einen ehemaligen Mitpatienten wieder, den ich von meinem ersten Krankenhausaufenthalt her, der im Jahr 1992 war, noch kannte. Er sprach mich an und wir unterhielten uns eine ganze Weile. Er sagte dabei auch, dass die Tagesstätte nichts für ihn sei und er sich viel lieber mit „normalen" Leuten treffe. Nächsten Samstag kommt er zu uns nach Hause. Überhaupt bin ich froh um die Kontakte, die ich habe. Solange es mir gut geht, pflege ich sie auch, denn sie bedeuten mir viel. Das gilt für meine E-Mail-Freunde genauso wie für Freunde im „realen" Leben.

Meine Freunde hielten auch die lange Zeit meiner akuten Depression über immer zu mir.

Am 19. Juni hatte ich einen Gutachtertermin bei der Deutschen Rentenversicherung. Ich wurde einer Psychiaterin zugeteilt, die sich mit viel Verständnis und Mitgefühl meiner annahm. Ich war wirklich überrascht, dass der Termin so positiv verlief. Die Ärztin fragte mich auch nach früheren Krankheitsphasen. Deshalb möchte ich an dieser Stelle weiter ausholen und von ihnen berichten.

Im Jahr 1983, als ich vierzehn Jahre alt war, hatte ich die ersten Symptome. Mein Vater, mein Bruder und ich fuhren in den Ferien mit den Fahrrädern von Augsburg nach Ulm, um dort mit den Rädern einen Zug nach Tuttlingen zu besteigen, wo wir Urlaub machen wollten. Die letzten zehn Kilometer der Radtour waren für mich so anstrengend, dass mich mein Vater von der Seite her anschob, damit wir unser Zwischenziel erreichten. In Tuttlingen, nach der Bahnfahrt, angekommen suchten wir die Jugendherberge auf, in der wir übernachten wollten. Zunächst ging alles noch recht gut, doch nach zwei bis drei Tagen fühlte ich mich elend und sehr schlecht. Ich blieb tagsüber im Bett während mein Vater und mein Bruder Fahrradausflüge machten. Ich hatte erhöhte Temperatur, teilweise Schüttelfrost und einmal war es über Stunden so, dass ein regelrechter Film meines Lebens vor meinen Augen ablief. Ich dachte deshalb, ich müsse sterben. In Gedanken war ich auch beim Lateinlernen, das mich damals, obwohl ich in diesem Fach sehr erfolgreich war, unter Druck setzte. Einmal machte ich mit Papa und Bernd, meinem Bruder, einen kleinen Spaziergang. In der Nähe war ein Friedhof, den wir aufsuchten. Aber wahrscheinlich angesteckt von der wörtlich zu nehmenden Totenstille und der morbiden Atmosphäre ergriff mich Traurigkeit, die sich in einem Tränenstrom ergoss. Schließlich ging es mir so schlecht, dass mich Papa und Bernd mit dem Taxi in ein Krankenhaus brachten, mit einer Decke umhüllt wegen meines Schüttelfrostes. Der Arzt schickte während der Untersuchung übrigens beide aus dem Zimmer und fasste meine Brüste an obwohl ich mir nicht vorstellen konnte, dass das zum Untersuchungsumfang gehörte! Aber ich war zu schwach um mich zu wehren. Meinem Vater gegenüber nannte er schließlich als Diagnose „vegetative Dystonie“, also nervliche Erschöpfung.

Wieder zu Hause wuchs sich mein Zustand zu einer Depression aus. Papa ging mit mir zu einem Nervenarzt. Der verschrieb mir ein Antidepressivum, doch hatte ich nicht wirklich das Gefühl, dass es half. Ich fühlte mich als ob ich außerhalb meines Erlebens und der Umwelt stand. Die Depression verlief in mehreren Schüben und hielt mich oft vom Besuch des Gymnasiums ab. Der Vokabel-Karteikasten, den ich zum Lateinlernen gebrauchte, war mir ein Horror. Überhaupt fühlte ich mich erdrückt von meinem Zimmer mit all den Lernutensilien.

Einmal, als ich – obwohl noch krank – wieder den Unterricht besuchte, stand eine Schulaufgabe in Deutsch an. Wir sollten eine Interpretation einer Kurzgeschichte verfassen. Doch ich brachte außer meinem Namen buchstäblich nichts aufs Papier. Die anderen schrieben und schrieben und ich saß nur zusammengesunken da in meinem Unvermögen, den Text überhaupt zu erfassen und erst recht, etwas darüber zu schreiben. Als die Doppelstunde um war, sprach ich die Lehrerin. Sie bot mir, als alle anderen in die Pause gegangen waren, unter der Hand an, die Probe zu wiederholen. Ich solle meinen Mitschülern aber nichts davon sagen, ermahnte mich die Pädagogin. So hielten wir das denn auch mit dieser Schulaufgabe. Gott sei Dank ging es mir bis zur Wiederholung so gut, dass ich eine gute Arbeit schreiben konnte.

Als ich die zehnte Klasse mit vielen Unterbrechungen und Krankheitsphasen erreichte, war mir klar, dass ich noch vor der Kollegstufe das Gymnasium verlassen würde. Zu der Zeit wurde ich von einem Stubenhocker, der über den Hausaufgaben und dem Lernstoff brütet, zu einem leidenschaftlichen Wanderer. Die freie Natur zog mich magisch an. In Ihrem Schoße fühlte ich mich wohler als zu Hause. Ich suchte die Nähe der unkultivierten Natur, weil mir dort das Herz aufging und sich meine Seele öffnen konnte, auch für die überall zu spürende Gegenwart Gottes. Auf meinen fast täglichen, meist stundenlangen Wanderungen hatte ich immer ein Büchlein mit Stift und meine Mundharmonika dabei. Damals entstanden kurze

Texte, aus denen wenig später jenes Buch werden sollte, das heute allerdings nicht mehr erhältlich ist.

15. Juli 2009

Seit meinem letzten Eintrag hatte ich wieder eine niederschmetternde depressive Phase zu durchleiden. Ich kam nicht recht aus dem Bett und jede Art der Beschäftigung war leer und sinnlos. Die Aufgaben, die sich mir tagsüber stellten (wie z.B. das Kochen), stressten und erdrückten mich. Immerzu sehnte ich mich nach dem Bett, nach dem Schlaf und nach Träumen, in denen ich als gesunder Mensch agierte. Diese Phase dauerte zehn Tage bevor es mir wieder besser ging.

28. Juli 2009

Nur einen Tag nach meinem letzten Eintrag ging es schon wieder bergab! Einmal mehr für zehn Tage. Das Aufsein bereitete mir eine unaussprechliche Mühe, allein das Liegen im Bett war erträglich, vor allem, weil ich dort meistens erneut in Schlaf versank. Es ist schon wirklich frustrierend, immer wieder abzusinken in depressive Krankheitsphasen. Diesmal allerdings hege ich ein wenig mehr Hoffnung, länger „gesund" zu bleiben, da der Wechsel von der Depression in die „normale" Phase nicht so abrupt war und auch nicht gleich von null auf hundert.

Aber nun zurück zu meiner „Story": Mein beruflicher Einstieg begann mit einer Pleite – ich wollte einen kunsthandwerklichen Beruf erlernen. Nachdem Bildhauer über den Umweg des Steinmetzes flach fiel wegen einer fehlenden Toiletteneinrichtung für Frauen, entschied ich mich nach langem Hin und Her für den Beruf einer Maskenbildnerin. Dazu benötigte ich aber zuerst einen Berufsabschluss als Friseurin. Also begann ich eine entsprechende Ausbildung, die ich aber nach vier Wochen abbrechen sollte. Ich spielte nur die Rolle als Haarwaschkraft und Putzfrau. Selbst die andere Ausbildungskraft gab mir Befehle. Das war frustrierend und so hielt ich es auch nicht lange aus. Nach dem Abbruch besuchte ich zunächst die elfte Klasse des Gymnasiums weiter, doch das war zuviel für mich. Ich quittierte den Schulbetrieb und war arbeitslos zu Hause – natürlich ohne finanzielle Leistungen zu beziehen. In dem nun anbrechenden Dreivierteljahr – so lange sollte es nämlich dauern bis zu meinem nächsten Ausbildungsplatz – erlebte ich Depressionen und Manien.

31. Juli 2009

Wie ich zuvor schon mal erwähnt hatte, führte mich eine Manie über Frankreich nach Spanien mit dem so genannten „Interrail-Ticket", das es damals gab. Damit konnte man zu einem Pauschalpreis Europa bereisen. Nach Spanien nahm ich den Nachtzug mit reserviertem Schlafplatz. Als ich einmal wach war, sah ich durch das Zugfenster dunkel Gebäude in Frankreich vorbeiziehen. Als ich zuvor in Zürich umsteigen musste und ich dort Aufenthalt hatte, ging ich in ein Zoogeschäft und kaufte mir ein Rosetten-Meerschweinchen, das ich dann „Miss Punkie" nannte, dazu Heu, und mit diesem Tierchen zusammen trat ich dann die Weiterreise an. Um ca. 5:30 Uhr landete ich mit dem Zug in Nordspanien.

Ich stieg mit meinem Rucksack und Miss Punkie aus und machte mich zu Fuß auf den Weg Richtung Cadaqués. Mein Ziel war nämlich der Aufenthaltsort von Salvador Dalí, den ich genial fand und bewunderte. Ich lief Serpentinen über gebirgiges Gelände entlang – einsam, aber frohen Mutes. Schließlich erreichte ich einen aus dem Boden gestampften Urlaubsort, der einer gigantischen Geisterstadt glich, weil ich außerhalb der Saison unterwegs war – Anfang Januar 1987. Ich wanderte durch die verlassenen Straßen. Als die Sonne schien, wurde mir mein gefütterter Wintermantel zu warm. Ich zog ihn aus und legte ihn über den Arm. Nun waren auf der Straße auch Autos unterwegs. Ich hielt den Daumen hoch um mitfahren zu können. Ein Autofahrer hielt an, doch als er mein Meerschweinchen bemerkte, lehnte er vehement ab. Später hatte ich mehr Glück: Zwei Männer in einem Jeep stoppten und nahmen mich mit. Sie fragten mich, aus welchem Land ich käme. Damals hatte ich – ursprünglich blond – schwarz gefärbte Haare und ich ließ die beiden einfach raten. Sie meinten schließlich, ich käme aus Italien. Da klärte ich sie über meine Herkunft auf – ihr Lachen überschüttete mich. Sie waren unterwegs zu dem Aufenthaltsort ihrer Kollegen, die auf freier Flur das Mittagessen bei offenem Feuer brieten. Sie luden mich zum Mittagessen ein. Es waren Eisenbahnarbeiter, die einen eigenen Waggon bewohnten. Als ich mich zum Essen zu ihnen gesellte, boten sie mir auch Wein aus einem Bocksbeutel an. Sie demonstrierten, wie sie den Wein direkt in den Mund spritzen konnten und wollten, dass ich es nachmachte. Zu ihrer aller Belustigung ging das Meiste daneben.

Ich verabschiedete mich schließlich und ging weiter in Richtung Cadaqués. Die Sonne drückte, ich hielt meine winterliche Über-Bekleidung auf meinem Arm. Ich legte sie zusammen mit meinem Rucksack auf einem Hausmäuerchen ab und spazierte ohne die schwere Last in Richtung Hauptstraße. Dort war eine Bushaltestelle. Es kam auch gerade ein Bus die Straße entlang und ich ergriff die Chance ohne lange darüber nachzudenken, ob ich meine Sachen wirklich hier zurücklassen wollte. Der Bus brachte mich nach Llancá, einem katalanischen Ort am Meer. Mit Miss Punkie erkundete ich die felsigen Klippen. Ich ließ sie ein wenig umherspazieren und erfreute mich an der Landschaft.

1. August 2009

Auf meinem Spaziergang durch Llancá entdeckte ich, dass die befreundeten Eisenbahnarbeiter ihren Waggon auf den Schienen stehen hatten. So konnte ich dort übernachten. Als ich zu dem Mäuerchen zurückkehrte, um meine Sachen zu holen, waren sie nicht mehr da. Auch meine großen Geldscheine waren weg. Doch so einfach wollte ich nicht aufgeben.

Ich wanderte von Llancá aus in Richtung Cadaqués. Es war dunkel und ich kam zu einem Campingplatz. Ich sah mich ein wenig dort um und bemerkte ein Fahrrad, das nicht abgesperrt war. Das kam mir gerade recht. Ich fuhr also die Straße weiter, doch bald tauchten die ersten Bergketten auf. Ich stieg ab und schob das Rad weiter hinauf. In einem Gehöft bellte ein Hund. Angst ergriff mich, doch ich schob tapfer weiter. Irgendwann hatte ich es soweit geschafft, dass ich den Gipfel erreicht hatte. Ab jetzt ging es in Serpentinen hinab. Ich flog mit dem geklauten Fahrrad regelrecht hinab, vor allem auch deswegen, weil die Bremsen nicht so recht funktionierten. Auch das Licht ging nicht. Es war abenteuerlich, doch die Gefahr in meinem Nacken und die rasante Fahrt gaben mir einen Kick. Schließlich kam ich wohlbehalten unten in Cadaqués an, der Hafen wartete auf mich.

18. August 2009

Inzwischen (also seit meinem letzten Eintrag) hatte ich wieder eine schwere, neuntägige depressive Phase – die Dunkelheit griff wieder um sich und ich war verzweifelter als während anderer solcher Tiefs, da ich sah, dass diese Phasen der Dunkelheit so regelmäßig wiederkamen und dabei immer schwerer wurden ... Zuletzt entschied ich mich, mit Jan zusammen meinen Nervenarzt aufzusuchen. Mir war nämlich die aus meiner Verzweiflung geborene Idee gekommen, ich könnte ja trotz erhöhter Nierenwerte wieder versuchen, Lithium einzunehmen. Lithium, das Mittel meiner Wahl, das mich über viele Jahre symptomfrei gehalten hatte – einmal sogar neun Jahre lang – neun Jahre, in denen ich das allgemeine Abitur nachgeholt und ein Studium begonnen und schließlich abgeschlossen hatte. Ich hatte Germanistik, Anglistik und Philosophie studiert, in einem Magister-Studiengang, zehn Semester lang. Sollte mir diese Stabilität wirklich auf Dauer versagt bleiben ...?!

Seit Donnerstag, dem 13. August, bin ich zwecks der Medikamentenumstellung wieder im Bezirkskrankenhaus, diesmal auf einer anderen Station, einer so genannten „halb offenen" Station. Das heißt wenn es dumm kommt wie zurzeit, sind die Türen zu den Fluren und die zur Terrasse geschlossen und ich brauche erst eine vom Arzt unterschriebene Ausgangskarte, die besagt, dass ich alleine mindestens zwei Stunden Ausgang habe, ja, und das erst ab **13 Uhr**! Das heißt, ich bin den ganzen wunderbaren Morgen und Vormittag eingesperrt! So wie heute – es ist grausam! Die Sonne scheint und wenn ich aus dem Fenster sehe, bewegen sich die Blütenhalme sanft im Wind ...

19. August 2009

Gott sei Dank ist die Station heute wieder offen. Gestern hat mir Jan mein cooles Fahrrad, einen Cruiser, gebracht – nachmittags habe ich mit ihm schon einen Ausflug gemacht – ins Grüne.

So, ich nehme mal den Faden zu meiner Spanienreise wieder auf: In Cadaqués angekommen suchte ich mir eine Pension aus, ich hatte ja noch restliches Geld. Ich reservierte also ein Einzelzimmer und machte mich danach gleich auf den Weg zum Hafen. Außerdem brannte ich darauf, die Villa von Dalí wieder zu sehen, ich war ja den Sommer davor schon einmal hier gewesen, damals mit meinem Freund. Das nächtliche Cadaqués war ein Traum, jede Gasse im gelblichen Laternenlicht hieß mich willkommen. Vor einer Kneipe am Hafen bot mir jemand Haschisch an, doch ich lehnte dankend ab. Als ich wieder zu meinem Zimmer wollte, musste ich feststellen, dass die Pension zugesperrt war. Ich läutete, dann klopfte ich, doch es machte niemand auf. Ein Polizist kam des Weges und ich machte ihn auf meine Situation aufmerksam. Doch er meinte nur, ich solle eben weiterhin läuten. Nachdem sich auch dann nichts tat, musste ich wohl oder übel kapitulieren und zog mich schließlich in ein zugängliches Treppenhaus in einem Wohngebäude am Hafen zurück. Als ich ganz nach oben stieg, bemerkte ich, dass die Wohnungstüre der Dachwohnung offen war. Ich tat ein paar Schritte in das Wohnzimmer, doch ein Verbleiben dort war mir zu gewagt. Ich schloss die Türe wieder hinter mir und stieg ein paar Treppenstufen hinab. Dort richtete ich mich für die Nacht ein. Ich weiß nicht mehr, ob ich dort schlafen konnte, aber aufgerüttelt wurde ich durch eine Straßenreinigungsmaschine. Ich erhob mich, stieg hinunter und ging die paar Schritte zum Hafen. Dort gab es Liegestühle am Strand. Ich belegte einen und genoss die Wärme, die sich durch die Sonne in mir ausbreitete. Ich überlegte mir, dass ich auch jetzt, ohne Geld, weiter hier bleiben wollte. Auf jeden Fall, komme was wolle. Das schwor ich mir.

Und so kam es denn auch. Von meinen letzten Kröten kaufte ich im Tante-Emma-Laden eine Packung Toastbrot, um etwas zwischen die Zähne zu bekommen. Da ich mit dem gestohlenen Fahrrad nicht zurückfahren wollte wegen der Steigungen, versuchte ich mein Glück per Anhalter. Zwei junge Typen nahmen mich in ihrem Kleinwagen mit. Sie nahmen die Serpentinen auf der engen Straße so rasant, dass ich mich fragte, ob ich wirklich heil in Llancá ankommen würde ...! Dort angelangt besuchte ich zuallererst den Hafen, dann schaute ich nach meinen Freunden, den Eisenbahnarbeitern. Sie waren da – der Waggon stand auf einem Rangiergleis. Ich freundete mich besonders mit Pepe an, er war sechsunddreißig Jahre alt. Mit ihm fuhr ich mal in seinem Jeep zurück nach Cadaqués, in eine nette Kneipe. Die Fahrt dorthin war abenteuerlich, es hatte Nebel und Pepe konnte die Straße kaum erkennen. Aber wir hatten einen Heidenspaß zusammen und lachten uns halbtot.

21. August 2009

Am Tresen erzählte mir Pepe so manches über seine Erfahrungen mit Frauen. Er deutete auf sich und sagte „loco“ und auf mich mit „loca“. – Also, er sei verrückt und ich sei auch verrückt.

Am nächsten Tag machte ich mich auf, um den Zug nach Barcelona zu nehmen. Im Zug lernte ich einen Mann kennen, der sich mit mir auf Englisch unterhielt. Wir stiegen in Barcelona aus und schlenderten die Straßen entlang. An einem Straßenstand kaufte mir mein neuer Freund einen Gürtel und einen warmen Pullover, den ich im Winter brauchen konnte. Wir kamen an einem mit Platanen bestandenen Platz an, auf dem es alle möglichen Tiere an Ständen zu kaufen gab, sogar Affen! Nachdem ich mit Alfredo, so sein Name, Lebensmittel einkaufen war, nahm er mich mit in ein Pensionszimmer und wollte mit mir schlafen. Ich verweigerte mich aber, zeigte aus dem Fenster, wo Prostituierte in der Gasse standen, und sagte, er solle sich doch eine von denen nehmen. Alfredo war beleidigt, aber das störte mich nicht. Da ich in Alfredos Zimmer schon viel Zeit verloren hatte und zurück nach Llancá wollte, zu meinen Freunden, eiste ich mich schließlich von meinem neuen Bekannten los, der aufdringlich zu werden begann. Im Zug stellte ich jedoch fest, dass der in Gerona hielt, etwa fünfzig Kilometer vor Llancá, und – wegen der späten Stunde – es war Mitternacht – kein Anschlusszug zu haben war. Was sollte ich tun ...? Ich musste Zähne knirschend den Zug verlassen und ging zu Fuß weiter in Richtung Llancá.

Ich war schon einige Stunden unterwegs, die Straßenlampen schienen gelb auf mich herab, als ich auf der rechten Straßenseite ein Lokal ausmachte, das, so verkündeten es die leuchtenden Lettern, „Siddharta" hieß. Ich traute meinen Augen nicht, war Siddharta doch mein Lieblingsroman von Hermann Hesse. Die Kneipe zog mich magisch an und ehe ich mich versah, saß ich schon auf einem der Sofas in einem steinernen Gewölbe. Ich nahm die Getränkekarte und sah, dass sämtliche Drinks mit Namen von Hesses einzelnen Werken versehen waren. Ich war begeistert und bestellte mir einen Cocktail. Am Bar-Tresen kam ich mit einem spanischen Pärchen in Kontakt, der Mann war aus Valencia und behauptete, dass es dort noch viel schöner sei als hier in der Gegend. Schließlich wollte ich gehen, doch der Barmann hielt mich auf und wollte das Geld für meinen Drink. Gott sei Dank sprang das Pärchen für mich ein und bezahlte für mich.

So fand ich mich wieder auf der spärlich beleuchteten Landstraße. Glücklicherweise hatte ich bequeme Wanderschuhe an. Schließlich hielt ein Kleinlaster an und der Fahrer fragte, ob er mich mitnehmen könne. Ich stieg ein und sagte, ich wolle nach Llancá. Er meinte, er fahre in diese Richtung und könne mich dort absetzen. Nach einem Abstecher, der den Fahrer zu Verwandten führte, um Tomatenkisten abzuholen, kamen wir zuletzt zu meinem geliebten Llancá. Es war spät in der Nacht bzw. früh am Morgen und auf dem Rangiergleis fand ich den Eisenbahnwaggon vor. Ich rüttelte an der Tür – sie war geschlossen. Schließlich wurde Licht angemacht. Die Türe öffnete sich und ganz aufgebracht schauten zwei meiner Freunde heraus. Als sie mich erkannten, war es ein großes Hallo.

Diese Schilderungen von meiner Reise mit dem Interrail-Ticket sollen einen Einblick in eine meiner manischen Phasen vermitteln, so, wie ich sie in meiner Jugend erlebte. Natürlich ging meine Odyssee noch weiter, aber mit Ach und Krach kam ich doch noch nach Hause – allerdings nur mit dem Einsatz eines Taxifahrers, der mich von Bern in der Schweiz bis nach Lindau am Bodensee chauffierte, und anschließend von meinem damaligen Freund, der extra dazu angereist war, dafür bezahlt wurde ...! Der letzte gültige Tag meines Tickets war nämlich abgelaufen, als ich in der Schweiz eintraf.

Wegen meiner manischen Krankheitsphase war ich damals aber nicht in stationärer Behandlung. Zu Hause ebbte die Manie wieder langsam ab, aber als danach manische mit depressiven Phasen wechselten, konnte mich mein Vater davon überzeugen, einen Psychiater aufzusuchen. Der stellte bei mir eine „klassische" manisch-depressive Erkrankung fest und verschrieb mir zum ersten Mal in meinem Leben Lithium. Lithium, das mich später noch lange Jahre begleiten und stabil halten sollte ...

14. November 2009

Einige Monate habe ich nun schon nicht mehr an meiner Story weitergeschrieben. Bis zum 29. September blieb ich im Bezirkskrankenhaus, zuletzt sorgte ich selbst dafür, dass ich entlassen wurde. Der Grund dafür war, dass die Ärzte mir die Verschreibung von Lithium wegen vorgeschädigter Nieren verweigerten und dass mir sämtliche zusätzlich angesetzten Medikamente (Carbamazepin und Cymbalta) nicht halfen. Ich wurde weder die Phasenhaftigkeit meiner Krankheit los noch die Schwere der Depressionen. Bis zuletzt wechselten sich meine Phasen alle zehn Tage ab.

Bei der Entlassung war ich fest dazu entschlossen, mich in der Münchener Universitätsklinik weiterbehandeln zu lassen. Der beabsichtigte Wechsel nach München begründete sich für mich darin, dass dort die Elektro-Konvulsions-Therapie oder auch Elektrokrampftherapie angewendet wird. Das sind – platt gesagt – Elektroschocks, die aber heutzutage kontrollierter und mit weit weniger Nebenwirkungen eingesetzt werden. Bei einer Therapieresistenz, wie bei mir gegeben, soll diese Behandlung in bis zu 70% aller Fälle wirken. Ich nahm Kontakt zur Münchener Klinik auf, schickte auch eine Kopie des Entlassungsberichtes an den zuständigen Oberarzt, und bekam bald Antwort: Mein niedergelassener Psychiater solle sich mit dem Krankenhaus und hier vor allem mit dem Aufnahmearzt in Verbindung setzen.

Doch so einfach sollte eine Einweisung dorthin nicht werden: Mein Nervenarzt erreichte den im Brief genannten Aufnahmearzt nicht und dessen Vertreter sagte bei mehreren Nachfragen meines Arztes, dass eine Aufnahme wegen Überbelegung und langer Warteliste nicht möglich sei. Was also sollte ich tun? Ich rief den Oberarzt, der für die EKT zuständig ist, an. Er sagte, dass mein Arzt beim Telefonat angeben solle, dass Kontakt zu ihm persönlich bestehe und dass der Entlassungsbericht des Bezirkskrankenhauses beim Aufnahmearzt bereit liege.

Zu Hause ging es mir bereits am sechsten Tag nach der Entlassung wieder schlechter, ich brachte das Frühstück nur über mich, weil ich die Aussicht hatte, mich gleich danach wieder ins Bett zu legen und in den Schlaf und die wohltuenden Träume zu flüchten, in denen mich ein gesundes und handlungsfähiges Ich erwartete. Erst abends schaffte ich es, für etliche Stunden durchgehend auf zu bleiben. Lesen war wieder nicht drin, so verbrachte ich viel Zeit am Computer und im Internet, wo ich am liebsten Mahjong spielte. Schließlich musste ich sogar mittags vor dem Essenkochen kapitulieren. Mein Mann nahm sich dessen an und mich quälten gleichzeitig noch mehr Gefühle der eigenen Unfähigkeit. Die Tage zogen sich hin und schließlich – nach elf langen Tagen – schien sich die nächste gute Phase durchzusetzen ... - endlich! Doch der Schein trügte: Ich verbrachte wohl fünf etwas bessere Tage, doch nicht so gute wie gewohnt, ja, und dann schlug wieder die Trostlosigkeit der

Depression zu! Ich schaffte es wieder nicht, vor die Haustüre zu gehen, fühlte mich zu schwach und schlicht und einfach unfähig dazu. Bald darauf holte mich auch die ganze Schwere der Depression wieder ein und alles löste sich in Tränen und endloser Verzweiflung auf. Ich nahm Tavor, doch auch das half mir nicht wirklich. Alles um mich herum war schwarz, undurchdringlich und unglaublich grausam in seiner Hartnäckigkeit. Wo waren meine guten Phasen geblieben, auf die sonst immer so viel Verlass gewesen war? Was konnte mir jetzt noch helfen???

In meiner tiefsten Verzweiflung schlug die Ursache der Krankheit plötzlich um: Ich bekam höllische Bauchschmerzen, wusste nicht, wie ich liegen sollte. Alles krampfte sich zusammen. Und natürlich: Es war Sonntag! Mein Mann rief den Rettungsdienst an, der uns an die kassenärztliche Bereitschaftspraxis verwies. Doch wie dorthin kommen? Ohne Auto, und Fahrradfahren mit diesen Schmerzen? Undenkbar! Mit den Öffentlichen erreicht man diese Praxis auch nicht ... - also: Taxi. Zu Hause hatte ich bereits Pantozol eingenommen, ein Mittel gegen Magenschmerzen, aber es hatte nicht geholfen. Der behandelnde Arzt in der Bereitschaftspraxis stellte mir ein Rezept über ein Schmerzmittel aus, doch die Bauchschmerzen wollten einfach nicht richtig verschwinden. Am nächsten Tag war mein Mann am Morgen bei unserem Psychiater, auch, um ihm von meinen Schmerzen zu erzählen. Der Arzt war alarmiert und empfahl, dass mir in einem

Krankenhaus Blut abgenommen und sofort untersucht werden solle.

Da die Schmerzen nicht aufhörten, fuhr ich mit Jan und meinem Vater, der ja ein Auto besitzt, ins Krankenhaus, zur Notaufnahme. Ich hatte vorsorglich Taschen mit Klamotten und Drogerieartikeln gepackt und mitgenommen. An der Anmeldung wollte mich die Sachbearbeiterin am liebsten schon wieder zurück zu meinem Hausarzt schicken, doch wir blieben hartnäckig und an der Zentrale angelangt, wurde mir gleich versichert, dass mir Blut abgenommen würde. Insgesamt mussten wir Drei lange Zeit warten, auch wenn die Blutabnahme sehr bald erfolgte. Schließlich wurde ich von einem Internisten per Ultraschall untersucht. Er meinte, es sei nichts Besonderes zu sehen. Dass meine Nieren beschädigt waren, wusste ich ja bereits. Auch, dass ich Gallensteine hatte. Die ersten bekannten Blutwerte waren auch relativ normal und dass der nierenrelevante Kreatininwert ziemlich erhöht war, war mir ja hinreichend bekannt. Der Arzt kam also zu dem Schluss, dass die Bauchschmerzen wohl in Zusammenhang mit meinem Durchfall, den ich auch hatte, stehe. Er fragte mich, ob ich noch Zeit hätte, die restlichen Blutwerte abzuwarten. Ich bejahte und kehrte zurück in den Wartebereich.

Nach einer gefühlt unendlich langen Wartezeit nahm sich der Internist noch einmal meiner an und zeigte mir auf dem Zettel mit den Blutwerten, dass der Wert, der die Funktion der Bauchspeicheldrüse anzeigte, erheblich erhöht sei. Während der Normalbereich bis 380 ging, hatte ich einen Wert von über 11000! Es stand also fest, dass ich eine Entzündung der Bauchspeicheldrüse hatte und so musste ich stationär aufgenommen werden. Die Entzündung rührte offenbar daher, dass sich ein abgegangener Gallenstein in der Mündung zur Bauchspeicheldrüse eingenistet hatte. Ich hatte allerdings das Glück, dass der entsprechende Stein bereits den Körper über den Darm wieder verlassen hatte, sodass ich nicht weiter unter Koliken litt. Trotzdem musste ich im Krankenhaus bleiben, um erstens die Entzündung los zu werden – dazu durfte ich nichts essen und trinken, musste also über Infusionen ernährt werden. Zweitens sollte die Gallenblase entfernt werden, um erneuten Problemen dieser Art vorzubeugen. Diese OP sollte ein routinemäßiger Eingriff sein, also nichts Kompliziertes.

Im Krankenhaus verbrachte ich zwei Wochen. Das Erstaunliche war, dass ich bereits nach der ersten Nacht, die ich in einer Vorratskammer für Infusionsflaschen verbringen musste, da für mich sonst kein Platz zu finden war, am Morgen relativ munter war. Ich litt also plötzlich nicht mehr unter dem mir so bekannten Morgentief, das mich bis mittags schlafend im Bett festhielt. Der plötzliche Ortswechsel und die körperliche Krankheit, die unerwartet im Mittelpunkt stand, schienen mich aus dem Teufelskreis meiner Depression befreit zu haben. Lediglich an einem Abend wurde ich von starken Angstzuständen geplagt, gegen die ich hilflos war. Ich versuchte einzuschlafen, aber die ersten zwei Stunden wurde ich von übelsten Albträumen heimgesucht. Gott sei Dank ging es mir am nächsten Tag wieder besser.

17. November 2009

Auch der Kontakt zu meinen Zimmergenossinnen half mir dabei, aus einer drohenden Rückzugshaltung herauszukommen. Ich hatte das Glück, zwei wirklich ansprechende, aufmerksame und interessierte Frauen kennen zu lernen. Die erste Dame war 87 Jahre alt und erstaunlich mobil – körperlich wie auch geistig. Sie war eine wirkliche Ausnahmefrau. Sie war freundlich und zugewandt, gebildet und belesen, hatte unzählige Erfahrungen gesammelt und einen mehr als interessanten Lebensweg aufzuweisen. Mit ihrem Mann, der Arzt war, verbrachte sie z.B. einige Jahrzehnte in Sumatra, beherrschte dort neben der deutschen die malaiische und die holländische Sprache. Ihre Tochter lebt mit Familie und Enkeln schon seit 40 Jahren in den USA. Auch ihr selbst wurde dieses Land zur zweiten Heimat. Dort hat sie sogar einen Herzstillstand überlebt. Die alte Dame war wirklich erstaunlich, und bei alledem so herzlich und freundlich. Von ihr konnte man eine Menge lernen. Nachdem ich von der medizinischen Station auf die chirurgische verlegt worden war, genoss ich das Zusammensein mit einer gebürtigen Züricherin, die hier in der Region mit ihrer Familie zusammen lebt. Sie war kontaktfreudig, offen und direkt und konnte auch wirklich gut zuhören. Wir verstanden uns nach einer Anlaufphase, die ich brauchte, sehr gut.

19. November 2009

Sie sollte derselben Operation unterzogen werden wie ich. Auch sie hatte zunächst eine Bauchspeicheldrüsenentzündung gehabt, nur mit mehr Schmerzen verbunden, da sich ihr verirrter Gallenstein nicht gleich wieder löste.

Die Operation lief bei mir gut. Als ich im Aufwachraum aus meiner Vollnarkose erwachte, erblickte ich zuerst eine durchsichtige Plastikbox mit einer Menge gelblicher Steinchen darin. Ich fragte, ob das meine Gallensteine seien – ja – sie waren es. Mein zweiter Blick fiel auf die Uhr: 10:30 Uhr. Um 7:30 Uhr hatte ich die Narkose bekommen. Ich fühlte mich relativ gut, kam auch bald wieder aufs Zimmer. Später sollte sich herausstellen, dass eine der vier Wunden, die nämlich, durch die die Minikamera eingeführt worden war und die direkt am Nabel saß, offen war. Auch, als ich nach weiteren drei Tagen entlassen wurde, musste sie weiterbehandelt werden – vom Hausarzt. Sie sah ziemlich schlimm aus, die offene Stelle ging ziemlich weit ins Fleisch hinein. Ich hatte bei vielen Bewegungen Schmerzen, vor allem beim Vorbeugen. Inzwischen ist meine Wunde schon besser verheilt, ich kann mir wieder selbst die Schuhe binden und auch wieder Fahrradfahren. Meine Gallensteine – ich schätze mal, dass es über dreißig Stück sind – habe ich immer noch in der transparenten Plastikschachtel, sie steht in meinem Regal über dem Schreibtisch.

Das Beste an dem ganzen Krankenhausaufenthalt aber war wirklich, dass sich meine so hartnäckige und schwere Depression, meine therapieresistente Krankheit, verflüchtigt zu haben schien. Ja, es ist immer noch so, dass nur noch ein schwacher Schatten meiner Depression so in etwa einmal am Tag zu spüren ist, aber nur kurz und so, dass ich ohne große Mühe dagegen ankomme. Ich bin über meine neue Situation genauso erstaunt wie mein Psychiater, den ich vorgestern zusammen mit meinem Mann Jan aufgesucht habe. Und genauso, wie mich im Krankenhaus ein Gedanke beschäftigte, äußerte unser Arzt denselben. Nämlich, dass ja zwischen der Galle und dem so genannten „Melancholiker" ein ganz enger Zusammenhang besteht. In früheren Jahrhunderten kannte man ja noch nicht den medizinischen Ausdruck der „Depression". Stattdessen aber wusste man von der „Melancholie", der Schwermut, der „Krankheit zum Tode". In der griechischen Antike begründete Hippokrates die Lehre von den vier Temperamenten. Dem „Melancholiker" war demnach die „schwarze Galle" zugeordnet. Ja, und vielleicht ist es ja wirklich so, dass mit der Galle auch der Urgrund der Depression von mir verschwunden ist. Wieso sollte ich nicht daran glauben, wo dieser Zusammenhang sich doch so sehr aufdrängt ...?

30. November 2009

Die Bewilligung meiner Rente ist immer noch nicht durch. Auf jede Ablehnung von Seiten der Rentenversicherung haben mein Mann und ich einen Widerspruch eingereicht – insgesamt zweimal. Bei einer Beschäftigung, die mich öfter als zweimal im Jahr über die 400-€-Grenze gebracht hatte, hatte ich zwar meinen Teil der Rentenversicherung beglichen, nicht aber der Arbeitgeber, wie sich herausgestellt hatte. Doch so einfach wird dieses Problem nicht anerkannt, die Sache wird wieder und wieder geprüft, die Bearbeitung zieht sich schier endlos in die Länge. Als ich bei der Renten-Gutachterin war, der psychiatrischen Ärztin, die sich mir gegenüber so aufgeschlossen und Anteil nehmend verhalten hat, sollte ich ihr auch von einer meiner beiden Psychosen erzählen, die ich in vergangenen Jahren hatte.

Meine erste Psychose bahnte sich an, als ich 22 Jahre alt war und als Briefzustellerin bei der Post arbeitete. Ich war damals als „Springerin“ angestellt, d.h. ich musste immer wieder einen anderen Bezirk übernehmen, wenn der Stammzusteller in Urlaub oder krank war. Der Wechsel war stressig. Bei manchen Bezirken konnte es vorkommen, dass ich nicht vor 16 Uhr fertig wurde.

Einmal hatte ich bereits eine Abmahnung bekommen, weil ich nicht bis 8:30 Uhr am Morgen die Post zustellbereit hatte. Ich arbeitete in diesen Tagen in einem innerstädtischen Bezirk, in dem Arztpraxen und Kanzleien mehr als häufig vertreten waren und somit das Postaufkommen sehr hoch war. An jenem Morgen kam ich einfach nicht voran. Bei jedem Gang zu den zu leerenden Straßenfächern war neue Post zu holen und in das Steckregal einzuordnen. Das Postaufkommen wollte an diesem Tag kein Ende nehmen. Ich war nervlich an meiner Grenze angelangt, vor allem nachdem sämtliche Kollegen mit ihrer Post draußen waren und ich noch hoffnungslos verloren in dem Zeitschriften- und Briefwust steckte. Die ersten Beschwerden erreichten meine Vorgesetzten, die mich aufsuchten und den Druck auf mich somit noch erhöhten. Manche von ihnen blieben sogar im Zimmer und ließen mich nicht aus den Augen. Die Situation war mehr als grotesk. Trotzdem schaffte ich es an diesem Tag noch irgendwie, die Post an den Mann zu bringen. Doch die Abmahnung folgte auf dem Fuße. Ich musste eine Erklärung verfassen, die eine Begründung meines Verhaltens liefern sollte.

Bald darauf wurde ich krank, ich wurde von einer schweren Depression heimgesucht und war wochenlang zu Hause. Ich schaffte es kaum aufzustehen und mich zu versorgen. Damals lebte ich alleine in einer kleinen Wohnung. Ich war bei einem Nervenarzt in Behandlung, doch der wollte mir außer Johanniskraut kein anderes Präparat geben. Nachdem ich deswegen eine Auseinandersetzung mit ihm gehabt hatte, wollte ich den Psychiater aufsuchen, den ich noch von meiner Jugendzeit her kannte. Leider war der gerade in

Urlaub, sodass ich zu seiner Vertreterin, seiner Partnerin in der Gemeinschaftspraxis, geschickt wurde. Die verschrieb mir ein Antidepressivum. Allerdings hatte sie mich nicht gefragt, ob ich schon unter Manien gelitten habe. So kam es, dass sie mir ein Medikament verschrieb, das das Auftreten einer Manie förderte. Es dauerte auch nur wenige Tage bis ich mir die Nächte um die Ohren schlug, pausenlos Musik hörte und schließlich auf die Idee kam, ein früheres Traumbild aufzumalen.

In meiner Kindheit hatte ich nämlich immer wieder eine bestimmte Traumerscheinung, bevor meine Träume in Albträume mündeten. Wenn ein Albtraum drohte, sah ich dann oft dieselbe Traumszene auftauchen: Ich befand mich in einer dunklen Wohnung – offenbar nachts, ohne Beleuchtung. Ich schritt vorsichtig einen Flur entlang und sah den Türrahmen zum Wohnzimmer – die Türe stand offen. Ich trat ein und wandte mich im Raum nach rechts, dem Fenster zu. Zunächst bemerkte ich einen niedrigen Tisch mit einer Vase und einem üppigen, schwül duftenden Blumenstrauß darin. Ich tat langsam, fast wie in Zeitlupe, einen Schritt nach dem anderen an dem Tisch vorbei, sah das Fenster, das in die Nacht blickte. In einem ganz schwachen Widerschein, den man nur wahrnehmen konnte, wenn sich die Augen lange genug an die Dunkelheit gewöhnt hatten, bemerkte ich langsam eine kauernde, finstere Gestalt unter dem Fenster. Nach und nach erkannte ich einen Haarreif mit Federn auf dem Kopf. Mir fiel zusehends das

Gerippenhafte der Erscheinung auf und als ich nur noch einen halben Meter weit weg war, zog mich das Dunkel der Augen magisch an. Ich bewegte mich Zentimeter für Zentimeter immer weiter vor, die Augen begannen mich zu verschlingen, ich fühlte mich wie in einen Strudel gezogen. Plötzlich, als ich der Gestalt unausweichlich nahe gekommen war, erkannte ich die großen schwarzen Augenhöhlen einer Mumie. Spätestens zu diesem Zeitpunkt zwang ich mich dazu aufzuwachen, denn ich kannte diese Traumszene und wusste, dass schreckliche Träume folgen würden, wenn ich nicht aufwachte.

Dieses Traumgesicht wollte ich malen, ich wollte es Gestalt annehmen lassen, wie es mir ein Jahr zuvor ein Amerikaner, den ich während eines Österreich-Urlaubs kennen gelernt hatte, empfahl. Ich erinnerte mich wieder daran und malte entschlossen mit wilden Strichen die mahnende Mumie aus meiner Kindheitserinnerung. Doch als das Bild zusammen mit weiteren Blättern der Malversuche auf dem Boden lag, schien sich dieses Traumwesen auszubreiten und eine Macht auszusenden, die bald die ganze Wohnung einnahm. Voller Schrecken zog ich mich eiligst an und verließ fluchtartig die Wohnung. Im Keller schnappte ich mir mein Mountainbike und fuhr wild entschlossen, in Panik handelnd, los. Ich fuhr, ich beschleunigte mit ganzer Kraft, ja, ich flog mit irrwitziger Angst im Nacken in die Nacht, ohne Ziel, nur weg von diesem Dämon. Ich hatte eine unheimliche, fast lähmende Angst davor, dass die sich ausbreitende Macht der nachtschwarzen Mumie mir folgen, ja, mich aufspüren würde. Deshalb raste ich wie wild durch die Stadt, dann durch einen dunklen Park mit großen Bäumen. Ich machte mich jede Minute darauf gefasst, dem Bösen, dem absolut Vernichtenden zu begegnen. Es war unausweichlich, ich wusste es.

11. Dezember 2009

In der Zwischenzeit war vom 3. bis 7. Dezember meine Schwiegermutter Waltraud, die im Nordosten Deutschlands wohnt, hier zu Gast. Und selbst diesen Härtetest habe ich psychisch überstanden, auch wenn mich dieser Besuch einmal an meine Belastungsgrenze stoßen ließ. Ich machte die Erfahrung, dass das offensive Angehen in dieser Situation das Beste war. Ich zog mich also für den Rest des Tages nicht zurück, sondern machte nach einer kurzen Erholungspause den Ausflug in die Innenstadt mit Ausstellungsbesuch und einer Runde durch den Künstler-Weihnachtsmarkt mit. In der „Schwäbischen Kunstausstellung" blühte ich auf, es waren dort einige Ausstellungsstücke, darunter vor allem Installationen, die mich seelisch berührten und gedanklich anregten. Auch der Besuch des Weihnachtsmarktes mit all den unterschiedlichen, immer neuen Eindrücken kreativer Handarbeit beflügelte meine Sinne. Ich konnte also aus der inneren Unruhe und Aufregung, die mich zu Hause stark belastete, in eine wohlig-angeregte Stimmung entweichen – ein unglaublich erhebendes und für die Zukunft prägendes Erlebnis! Auch jetzt, nach Waltrauds Abreise, profitiere ich sehr von diesem Erlebnis. Wenn ich mich einmal niedergeschlagen und entmutigt fühle, kann ich diesem Gefühl durch eine Ablenkung meiner Aufmerksamkeit weg von meiner inneren Stimmung beikommen. Ich habe gelernt, dass ein Rückzug in einer solchen Situation fatal sein kann und die Psyche nur noch weiter abdriften lässt, hinunter in das dunkle Loch der Depression. Allerdings kann ich diese Taktik jetzt auch nur aus dem Grund anwenden, weil es mir insgesamt einfach viel besser geht als noch vor der Gallenblasenoperation. Während meiner damaligen schweren depressiven Phasen hätte ich diese geistige Freiheit der Entscheidung **für** eine Abwechslung gar nicht gehabt – geschweige denn, dass mir eine solche Abwechslung überhaupt eine Besserung meines Zustandes gebracht hätte. Im Gegenteil – das Unvermögen, mir dieses Erlebnis einer Abwechslung innerlich zu Eigen machen zu können, hätte mich nur vollends entmutigt.

12. Dezember 2009

Aber nun weiter in meiner Schilderung der ersten Psychose: Auf meiner wilden Flucht vor der um sich greifenden Macht der Albtraum-Mumie hielt ich mit meinem Mountainbike an mehreren Stationen an, um einen jeweils genau passenden Gegenstand zu hinterlassen. Ich hatte nämlich zu der Zeit meine Jackentaschen immer voll mit den unterschiedlichsten Dingen, die mein Überleben draußen sichern sollten. So kam es, dass ich auf einen Schrankenpfosten eines großen Rüstungs- und Roboterunternehmens eine Tube Alleskleber legte und auf das versiegelte Grundstück einer Metall verarbeitenden Firma meinen bunten Stoffgeldbeutel mit Kleingeld warf – der somit auch auf das Gelände kam, obwohl es für Personen kein Hinein gab. Für mich hatte dieses Deponieren, dieses Spurenlegen eine höchst symbolträchtige Bedeutung – ich allein hatte die Macht, firmeneigene Sicherheitsvorkehrungen zu durchbrechen.

Auf meiner nächtlichen Fahrt in der Altstadt angelangt, schaffte ich es mühelos, einen sehr steilen mit Kopfstein bepflasterten Anstieg mit einem großen Gang hinaufzustürmen, eine so gewaltige Menge an Energie trieb mich an! Oben schlug ich den Weg zum Rathausplatz ein, fuhr auf dem Fußweg. Schemenhaft erkannte ich eine Gestalt, die auf mich zukam. Dabei ging alles ganz schnell, schließlich hatte ich ein mächtiges Tempo drauf. In Sekundenbruchteilen erlebte ich, wie ein gnomenhafter Mann, an dessen Händen ich schwarze Handschuhe gewahrte, weit nach rechts und links pendelte, um mir – wie es schien – die Fahrt vorbei schlichtweg unmöglich zu machen. Er trug ein sadistisch verzerrtes Grinsen im Gesicht und kam mir auf der ganzen Breite des Gehweges entgegen, seine Arme mit den behandschuhten Händen mir bedrohlich entgegen reckend. Von dieser schrecklichen Erscheinung blitzschnell in gewaltige Todesangst versetzt und mit Adrenalin durchpulst schaffte ich es, in Zentimeterbreite an ihm vorbeizupreschen. Die Todespanik in mir brach in unbeschreiblich gewaltigen Schreien aus mir heraus, zutiefst animalisch und dunkel kehlig stieß ich die nackte Angst vor dem Tode aus. Noch nie – und bestimmt nie wieder – habe ich so geschrieen, es war kein menschliches Schreien mehr, es war explosiv und wahnsinnig, panikartig und instinkthaft tierisch. Heute noch hallt es in meinen Ohren, wenn ich mich an diese Nacht erinnere. Ich wusste, dass die böse und zerstörerische Macht der dunklen Mumie mich erreicht, mich gefunden hatte. Ich beschleunigte, wild und unbändig in meiner Flucht, mit äußerster Kraft, immer noch brüllend, immer noch in unvorstellbarer Panik – ich hatte dem vernichtend Bösen, ich hatte dem wahren Teufel ins Angesicht geblickt!

22. Dezember 2009

Heute noch frage ich mich manchmal, ob ich dieser diabolischen Gestalt wirklich begegnet bin oder ob es nicht eine Halluzination gewesen sein könnte. Aber auch in meinen Psychosen hatte ich nie visuelle Halluzinationen, nur einmal eine Geruchshalluzination. Ich muss diesem unheimlichen Wesen also doch begegnet sein, muss bei seinem fratzenhaften Anblick in Todesangst ausgebrochen sein! Was auf jeden Fall an jenem ominösen Mann auffällig und seltsam – auch noch im Nachhinein – war, waren die schwarzen Handschuhe, also genauer gesagt, überhaupt das Tragen der Handschuhe, denn es war Mai und überhaupt nicht kalt, ich hatte nur eine leichte Jacke an ...

Ohne noch auf irgendwelche Verkehrsregeln zu achten, preschte ich auf meinem Mountainbike nach Hause. Als ich dort war, war es mir unmöglich, in Ruhe nach meinem Schlüsselbund zu kramen. Solange ich draußen war, war ich der Macht des Bösen ausgesetzt – es konnte mich immer noch erreichen mit dem unbedingten Willen, mich zu vernichten! Ich läutete also Sturm bei einer Nachbarin – es muss ca. 2:30 Uhr gewesen sein. Aufgescheucht und fassungslos machte sie mir auf. Drinnen in meiner Wohnung vernichtete ich erst einmal gründlich die Bilder von der Mumie. Ich kriegte auch danach natürlich kein Auge zu. Der Gedanke an Schlaf war absurd. Ich wartete ungeduldig bis die nächsten Stunden verstrichen waren. Sobald es 5:30 Uhr war, fuhr ich mit meinem Fahrrad los, in die

Arbeit. Ich musste irgendwie zu meinen Kollegen kommen, nur da konnte ich mich sicher fühlen, von meiner Wohnung aus war ja die Macht der dunklen Mumie, die ich gezeichnet hatte, ausgegangen – sie hatte mich schließlich inmitten der Stadt fast gestellt.

Im Postamt verhielt ich mich so wie jemand, der nichts mehr zu verlieren hat. Ich musste meinen knappen Sieg über das Böse, meinen Triumph zeigen. So warf ich gesammelte Briefe aus den Fenstern des Verteilersaals – es sollte eine Demonstration meines Sieges für die Außenwelt sein – die Dämonen würden es sofort verstehen! Es wurden Durchsagen gemacht, die besagten, dass Post aus den Fenstern geworfen würde. Wer den Urheber beobachtet habe, solle sich melden. Bald kamen Vorgesetzte auf mich und mein Steckregal zu – ich ergriff die Flucht, stürmte Treppenabsätze hinunter. Fast hatten sie mich, sie hielten mich an meiner Lederjacke fest, ich aber entledigte mich ihrer und ließ sie mit ihr zurück. Ich floh in das Zimmer meiner mit mir befreundeten Kollegen: Sie waren schon alle weg. Zwei meiner Verfolger hatten mein Fluchtziel wohl erraten, sie traten in das Zimmer ein und packten mich. Sie zerrten an mir, mit äußerster Kraft streckte ich meinen Arm nach einem herumliegenden Streichmesser aus und bekam es zu fassen. Sie ließen mich los. Zu dem Zeitpunkt kam mein Vater in das Zimmer. Sie mussten ihn verständigt haben. Er brachte mich zum Fahrradkeller, wo mein Mountainbike stand. Noch im Keller kam eine Personalsachbearbeiterin auf uns zu und beschwor mich, am nächsten Tag nicht wieder am Arbeitsplatz zu erscheinen, sondern zu Hause zu bleiben. Ich war ja noch krank geschrieben.

Doch entsprach ich nicht ihrer Bitte, am folgenden Morgen fand ich mich in eben dem Zimmer meiner Kollegen wieder ein. Ich war mir sicher, dass der Weltuntergang bevorstand – schließlich war ich dem äußersten Vertreter des Bösen begegnet, hatte ihn persönlich zu Gesicht bekommen – das Gute wie das Böse standen sich also ultimativ und in offenem Kampf gegenüber: das letzte Gefecht würde stattfinden, es war nur noch eine Frage von Stunden, da war ich mir sicher. Um diese Sicherheit nach außen zu zeigen, legte ich in den Radio-Kassetten-Rekorder meiner Kollegen die erste Hörspielkassette von „Per Anhalter durch die Galaxis" ein. Wer das zu Grunde liegende Kultbuch von Douglas Adams kennt, der weiß, dass zu Beginn der Story die Erde einer Hyper-Umgehungsstraße für die Vogonen weichen muss, der Planet Erde also zerstört wird. Von der Lautstärke und der tumulthaften Spielhandlung des Hörspiels abgeschreckt, forderte einer meiner Kollegen, ich solle den Rekorder abschalten. Gleichzeitig kam ein Sachbearbeiter in den Raum, der mir ausrichtete, ich solle ins Personalamt gehen, in den zweiten Stock, zu Herrn Soundso, und zwar sofort. Ich wusste, dass seit meiner Begegnung mit dem ultimativen Stellvertreter des Bösen auf unserer Erde alles seinen vorher bestimmten Lauf nehmen würde. Ohne Furcht nahm ich also den direkten Weg ins Gebäude des Personalbüros und suchte jenen Herrn auf, meinen Rucksack mit mir führend. Er sagte, man warte darauf, dass mein Vater hier erscheine. Der solle mich nach Hause begleiten. Ich solle also in diesem Zimmer auf ihn warten.

Ich sah das Ganze als Prüfung an und wollte mich möglichst gut in meine Rolle fügen. Also entnahm ich meinem Rucksack ein Buch, um darin zu lesen. Es war das „Glasperlenspiel“ von Hermann Hesse. Ich kam zu dem Kapitel mit dem Titel: „Im Amt“ und wusste instinktiv, dass ich diese Übereinstimmung mit meiner gegenwärtigen Lage kennzeichnen müsse. Ich holte also meinen schwarzen Kolbenfüller aus meinem Rucksack samt dem Tintenfass, um für alles gerüstet zu sein. Als ich am Kolbenfüller drehte, floss eine kleine Pfütze voll schwarzer Tinte auf die Seite. Nun kam vom Nebenbüro die Sekretärin des Personalbeamten ins Zimmer und sagte, sie habe mit meinem Vater in dessen Büro telefoniert. So wie sie sich ausdrückte, empfand ich ein tiefes Einverständnis zwischen ihr und meinem Vater, was mich zornig machte. Wie konnte sie sich nur einbilden, auf einer Ebene mit meinem Vater zu stehen?! Sie ließ sich noch mehr über das Telefonat aus und mit jeder Silbe wurde mir ihre Gegenwart unerträglicher. Ich schleuderte das offene Tintenfass in ihre Richtung. die tiefschwarze Flüssigkeit verteilte sich in großen Spritzern auf ihrem wertvollen grünen Kleid und auf den Schranktüren dahinter, kreischend verließ sie das Büro. Es dauerte keine Minute bis ein weiterer Mitarbeiter in unser Zimmer stürmte, mit wütender Miene sich gegen mich wendend: Ich ergriff den Fehdehandschuh, stand auf und bewegte mich wie beim Schattenboxen und mit intuitiv ausgeführten Grimassen auf ihn zu. Er schrie auf und floh aus dem Zimmer. Es sollte nicht mehr lange dauern bis meine Eltern den Raum betreten würden.

2. Januar 2010

Nun haben wir das Jahr 2010 und die letzten Tage waren für mich nicht leicht. Ich hatte vor Weihnachten eine Bronchitis, gegen die ich ein Antibiotikum einnahm. Doch der Atemwegsinfekt zog eine so genannte „reaktive Arthritis“ nach sich, die sich in meinem linken Fuß festsetzte. Seitdem habe ich Schmerzen beim Auftreten, teilweise aber auch in Ruhe. Die sich so ergebende Unfreiheit, sich nach Lust und Laune zu bewegen, belastete auch meine Seele. Gott sei Dank werden die Beschwerden langsam erträglicher und auch psychisch erhole ich mich wieder schrittweise. Ich hoffe aber auf ein gutes neues Jahr – dieses Weihnachtsfest und diesen Jahreswechsel konnte ich jedenfalls zu Hause feiern – schon allein das sehe ich als ein gutes Omen. Außerdem bekam ich just an Heiligabend den positiven Rentenbescheid! Ich kann also von nun an Rente wegen Erwerbsminderung beziehen und muss mich nicht weiter mit drohenden Gedanken an evtl. Besuche in der Agentur für Arbeit befassen. Die Rente ist erst einmal auf zwei Jahre befristet. Dann muss ich sie erneut beantragen, auch mit erneutem Gutachten.

Aber nun weiter in der Geschichte meiner Psychose: Als mein Vater in dem Raum des Personalamts war, konnte ich ihm von meinem nächtlichen Horrorerlebnis erzählen. Es kamen jedoch sehr bald Polizisten in das Amtszimmer, packten mich und verfrachteten mich in einen Sanitätswagen, der vor dem Gebäude geparkt war. Mich überraschte nichts mehr – schließlich stand ja auch der Weltuntergang bevor. Sollte es aber etwa so sein, dass mich meine mächtigen Feinde, die vielgestaltigen Vertreter des Bösen, vorher auslöschen wollten ...?! Von mir allein hing doch das Weltenschicksal ab! Nach einer Zwischenstation im Zentralklinikum ging's mit mir ab ins Bezirkskrankenhaus. Ich weiß noch, wie mich Sanitäter Gänge entlang fuhren, während ich in einem Bett lag. Ich sah Halogenlampen und Rauchmelder über mir auftauchen und wieder verschwinden und wusste instinktiv, dass ich mich der letzten Station meines Lebens näherte. Voller Angst und Bedrängnis schrie ich mit jedem Erscheinen einer neuen Lampe oder eines Rauchmelders: „FCKW! FCKKW! FCKW! FCKKW!" Als ich so bis zum Äußersten alarmiert in der geschlossenen Station ankam und Gestalten in weißen Kitteln auf mich zukamen und mich umringten, befiel mich definitiv Todesangst. Ich geriet außer mir und sollte niedergespritzt werden. Mit dem Einstich der Spritze schrie ich aus Leibeskräften, ich schrie mir die ganze schreckliche Todesangst von der Seele. Um diesen unwahrscheinlich lauten Schrei zu ersticken, packte die älteste der Weißkittel das Kopfkissen und drückte es mit Gewalt auf mein Gesicht bis ich keine Luft mehr bekam. Erst dann lockerte sie ihren Griff. Mit behänder Schnelligkeit wurde ich von den vielen Händen ans Bett fixiert. Ich konnte mich nicht mehr wehren. Angst durchpulste meine Adern und mein Denken. Ich war ihnen ausgeliefert. Ich konnte meine Arme kaum bewegen. Doch fiel mir ein, dass ich in meinen

Jackentaschen ja noch Überlebensgegenstände hatte, darunter meine Mundharmonika. Ich musste schon Stunden so gelegen haben, mein Mund war völlig ausgetrocknet. Ich musste mich bemerkbar machen, doch auf meine Bitten, Wasser zu trinken zu bekommen, reagierte niemand. Ich lag immer noch im Flur. Mit letzter Kraft und nach langen Minuten voller Anspannung schaffte ich es, meine Mundharmonika aus der Jackentasche zu kramen und sie Zentimeter um Zentimeter meinem Mund anzunähern. Schließlich hatte ich sie mit meinen Zähnen zu fassen bekommen und spielte wie wild darauf. Da kam eine Schwester angerannt, die mich endlich anhörte und mir zu trinken brachte.

Das war der Auftakt zu einem Krankenhausaufenthalt, der etliche Monate dauern sollte. Im Lauf dieses Aufenthalts würde sich meine manische bzw. schizoaffektive Psychose in depressive und weitere manische Phasen verwandeln, ich würde eine ganze Reihe unterschiedlichster Medikamente zwangsweise erprobt bekommen, darunter wirkungslose genau so wie welche, die untragbare und furchtbare Nebenwirkungen entwickeln sollten. Ohne den Einspruch meines Vaters gegen solche Behandlungsmethoden wäre ich hilflos gewesen. Trotz allem war diese Zwangseinweisung aus heutiger Sicht notwendig gewesen, um mich langsam wieder in die Realität zurückzuholen.

Ein zweites Mal noch in meinem jetzt vierzigjährigen Leben sollte mich eine schizoaffektive Psychose einholen – wieder mit Todesangst und wieder mit Zwangseinweisung – sieben Jahre nach der ersten Psychose.

Im Rückblick waren die Psychosen am schlimmsten, sie waren kaum zu ertragen. Es war kaum auszuhalten, stunden- und tagelang sich der Todesfurcht ausgesetzt zu sehen, alleine gegen den bösen Rest der Welt, ohne Mitstreiter, nur mit Hilfe einer Intuition, die „von ganz oben" für mich alleine und nur von mir erkennbar gesandt war. Erst in den letzten beiden Jahren, 2008 und 2009, sollte mich eine Depression befallen, die auch an der Grenze des gerade noch Erträglichen angesiedelt war, nur nicht für Stunden und Tage, sondern für Wochen und Monate.

Die Überwindung dieser hartnäckigen Tortur und ein Leben in relativer Gesundheit habe ich mir für das angebrochene Jahr 2010 auf die Fahnen geschrieben!

***

Biographie

Ich bin im Juli 1969 (Sternzeichen Krebs) in Augsburg geboren in unmittelbarer zeitlicher Nähe zur ersten bemannten Mondlandung. Meine Eltern hatten ihre erste gemeinsame Wohnung im Stadtteil Göggingen bezogen und mein Bruder musste sich noch bis zum April 1972 gedulden, bis er auf die Welt kam. Pünktlich zu diesem Datum waren wir drei (meine Eltern und ich) in eine neu entstandene Wohnung im Stadtteil Hochzoll umgezogen, wo meinen Bruder und mich jeweils ein eigenes Kinderzimmer erwartete.

Ich wurde mit sechs Jahren in die Augsburger Volksschule Hochzoll-Süd aufgenommen und blieb ihr bis inklusive der fünften Klasse treu. Ich war immer schon eher introvertiert, hatte aber meine festen Freundinnen zu der Zeit. Allerdings sollten uns bald die unterschiedlichen Schularten trennen. Meine Freundinnen blieben auf der Volksschule, ich aber wechselte ins Gymnasium. Durch das doppelte Besuchen der fünften Klasse (einmal in der Volksschule und einmal im Gymnasium) sollte ich mich schon an Englisch gewöhnt haben bevor es ins Gymnasium ging. Wäre allerdings nicht notwendig gewesen, da mir diese Fremdsprache leicht fiel.

Im Gymnasium ging es strenger zu, die Noten wurden im ersten Jahr dort um so manche Stufe schlechter obwohl ich die gleiche Leistung brachte. Der Stoff wurde schwieriger und die Hausaufgaben mehr. Aber ich passte mich an das Leistungsniveau an und wurde schließlich in der siebten Klasse Klassenbeste. Die Siebte war zugleich das Jahr, in dem Latein als zweite Fremdsprache dazu kam. Ich tat alles für Latein – schaffte mir einen Karteikasten für die Vokabeln an und paukte Deklinationen und Konjugationen. Der Erfolg gab mir Recht.

Auch an dieser Schule gewann ich Freundinnen, in der Siebten landete ich sogar in einer Clique. Doch die Begeisterung dafür sollte bald einer Ernüchterung weichen. Ich hatte das Gefühl, in der Gruppe eine feste Rolle zu spielen und darauf fest gelegt zu sein. Ich fühlte mich zunehmend unwohl und distanzierte mich.

Ab der achten Klasse litt ich zum ersten Mal an ernst zu nehmenden Depressionen, die mich vom Unterricht fern hielten. Durch den Besuch bei einem Psychiater und dessen Attest bekam ich als Schülerin einen Sonderstatus: Ich wurde zeitweise von Schulaufgaben und anderen benoteten Tests befreit, worüber der Direktor in Rage geriet. Mir wurde bald klar, dass ich nicht bis zum Abitur auf dem Gymnasium bleiben konnte, der Lern- und Notendruck machte mich nur noch kränker.

Das Mithalten in der Clique tauschte ich gegen einsame Wanderungen und Radfahrten am südlichen Lech entlang und im Siebentisch- bzw. Haunstetter Wald ein. Ich las antike Philosophen, Hermann Hesse, Novalis und Hölderlin. Oft nahm ich diese neuen Lieblinge mit auf meine Wanderungen. Auch meine Mundharmonika und ein Büchlein mit Stift führte ich immer mit mir. So entstanden meine ersten Texte, die in der Veröffentlichung eines eigenen Buches ihren Höhepunkt fanden. Das Buch ist schon lange nicht mehr erhältlich – deswegen verzichte ich auf die Angabe des Titels.

Die mich umgebende Natur, die Wanderungen, die Literatur, die Einsamkeit – alles das machte aus mir zwar einen tief fühlenden Menschen mit einem großen „Selbst-Bewusstsein“, doch die Arbeits- und Berufswelt, die mich erwartete, wollte etwas anderes: Sie wollte eine angepasste Angestellte, die sich mühelos in die vorherrschende Hierarchie einreihte und klaglos und selbstverständlich ihre Arbeit verrichtete, ohne sich nach dem Sinn des Ganzen zu fragen. Diese Kluft, die sich da auftat, brachte mich in Disharmonie mit meinem geistigen und seelischen Selbstverständnis und seinen Bedürfnissen.

Ich wurde wieder krank und innerhalb der nächsten Jahre sollte sich die ganze Palette der schizoaffektiven Erkrankung zeigen: Depression, Manie, Psychose.

Ich hatte eine abgeschlossene Ausbildung als Kauffrau im Einzelhandel und arbeitete zunächst auch in diesem Beruf. Ich war von Augsburg in die mittelalterliche Stadt Dinkelsbühl in Mittelfranken gezogen, weil mir diese Stadt so gefiel und ich von ihr als neuem Wohnort geträumt hatte. Doch meine Arbeitgeber wechselten sehr schnell, unfreiwillig, allerdings. Mein Beruf kam mir bald wie eine Strafe vor und – wieder in Augsburg angelangt – beschloss ich, etwas anderes zu machen.

Ich arbeitete als Springerin bei der Deutschen Post, als Briefzustellerin. Der Stress wuchs mir letztendlich über den Kopf und als ich mich schließlich auch noch unglücklich verliebte, nahm das Schicksal seinen Lauf: Von einer langen depressiven Phase wechselte ich in eine Manie und schließlich in eine Psychose, die mich meine Arbeitsstelle kostete und natürlich den weiteren Kontakt mit jenem, in den ich verliebt war.

Ich geriet in längere Phasen der Arbeitslosigkeit und orientierte mich, als ich wieder Boden unter den Füßen hatte, um: Ich holte innerhalb von zwei Jahren das allgemeine Abitur nach (an der Berufsoberschule im Wirtschaftszweig mit dem Ergänzungsfach Latein, um das ich mich selbst kümmerte, da die Augsburger BOS nur Französisch anbot). Anschließend studierte ich fünf Jahre an der Münchener Ludwig-Maximilians-Universität Germanistik, Anglistik und Philosophie (als Magister Artium).

Diesen zweiten Bildungsweg mit Studium konnte ich nur mit dem stabilisierenden Phasenprophylaktikum Lithium bewältigen, wobei ich 1999, noch während des Studiums, einen Rückfall in eine Psychose hatte – die zweite in meinem Leben – und wieder eine sehr heftige: mit Zwangseinweisung in die Geschlossene. Doch ich konnte mein Studium abschließen, sogar mit einer guten Bewertung (1,8).

Meinen Plan, in das Verlagsgeschäft einzusteigen (als Lektorin), konnte ich allerdings nicht realisieren. Ich bekam lediglich ein sechswöchiges Praktikum beim Henschel-Verlag in Berlin. Das war 2001, in einem Jahr, in dem ich meinen neuen Partner und heutigen Ehemann, seit einigen Monaten kannte. Er wohnte zu der Zeit in Berlin, sodass ich mein Praktikum dort wahrnehmen konnte ohne größere Unkosten.

Schließlich bezog ich mit meinem jetzigen Mann, auch er ein Betroffener, eine Zweizimmerwohnung hier in Augsburg. Im Jahre 2003 heirateten wir. Bis zum Ende des Jahres 2007 übte ich wechselnde Beschäftigungen aus, etliche davon als Geringverdienerin. Ab 2008 litt ich fast zwei Jahre unter einer sehr schweren depressiven Phase, die lediglich von jeweils einigen Tagen hypomaner (also leicht manischer) Stimmung durchbrochen wurde.

Als zuletzt auch diese willkommenen Unterbrechungen meiner Depression wegfielen, meldete sich mein Körper zu Wort: Bauchspeicheldrüsenentzündung! Im

Krankenhaus wurde mir dann auch die Gallenblase entfernt, weil ein abgewanderter Gallenstein für diese Entzündung gesorgt hatte. Die Gallenblase wurde also prophylaktisch entfernt. Dieser Krankenhausaufenthalt bescherte mir etwas, von dem ich vorher nur zu träumen wagte: Ich verlor meine Depression!!! Sie blieb einfach aus!

So kommt es, dass ich das Jahr 2010 nun optimistisch angehen kann, auch wenn ich inzwischen wieder kleine (nur wenige Tage währende) Rückfälle in eine leichtere Form der Depression hatte. Ich muss für mich einfach noch genauer herausfinden, was mir gut tut und was nicht. Aber ich bin bei alledem zuversichtlich.

Margit Rohan, im Januar 2010

Wissenswertes zur Erkrankung

Definition: Eine schizoaffektive Störung setzt sich aus drei Komponenten zusammen, die abwechselnd oder gleichzeitig auftreten können. Es sind dies: die Schizophrenie bzw. Psychose, die Depression und die krankhafte Hochstimmung oder Manie. Der Begriff „schizoaffektiv“ enthält zwei Wortteile: „schizo“ weist auf die schizophrene Komponente des Krankheitsbildes hin und „affektiv“ auf die Gemütsstörungen wie Depression und Manie.

Allgemeines: Jeder zehnte bis fünfte Patient, der an einer der drei Komponenten erkrankt ist, leidet später an einer schizoaffektiven Störung. Frauen sind eher betroffen als Männer, möglicherweise sogar doppelt so oft. Auch Kinder kann es treffen, allerdings weit weniger häufig. Am häufigsten ist die schizoaffektive Störung im mittleren Lebensalter anzutreffen.

Hintergründe der Erkrankung: Aus biologischer Sicht ist nach wie vor die Genetik, also die Vererbbarkeit der schizoaffektiven Störung oder einer der drei Komponenten, ein Entstehungsfaktor dieser Krankheit. Hinzu kommen aber psychische und gesellschaftliche Faktoren wie Stress, Trauer und Verlusterfahrungen, Reaktionen der Umgebung sowie Schwierigkeiten in der Partnerschaft, Familie, im Kreis der Kollegen etc.

Therapierbarkeit: Schizoaffektive Störungen sind inzwischen gut behandelbar, wenn sie rechtzeitig erkannt werden. Die heutige medikamentöse Therapie weist weit weniger Nebenwirkungen auf als frühere Medikamentengaben.

Krankheitssymptome:

- ***Depression:*** Ohne Freude, Interesse, Initiative und Antrieb, niedergeschlagen; Angst zu versagen, nicht zu genügen, unfähig zu sein; fehlende innere Beteiligung an Beschäftigungen, Verlust des Ich-Gefühls; Konzentrationsschwierigkeiten, Grübeln, Angst, innere Unruhe und Angespanntsein; Gefühl der eigenen Fremdheit oder des Neben-Sich-Stehens; Entscheidungsunfähigkeit; Schlafstörungen (darunter auch stark vermehrtes Schlafbedürfnis), Appetitverlust; letztendlich Leistungseinbruch, Rückzug bis hin zur Isolation (Nichts-Hören- und Sehen-Wollen)
- ***Manie:*** Hyperaktivität v.a. im gesellschaftlichen Leben, auch beruflich, evtl. auch sexuell; gesteigerter Redebedarf und unbändiges Selbstbewusstsein; kaum Schlafbedürfnis bis hin zu ständiger Wachheit, Ablenkbarkeit; gesteigerte Aktivität bei Kaufverhalten, sexuell und im Straßenverkehr; absolute Entscheidungssicherheit, auch und vor allem bei nicht nachvollziehbaren oder irrationalen Entscheidungen; unbezähmbare Spontaneität und Tatkraft

- ***Schizophrenie / Psychose:*** Wahn (Verfolgungs-, Größen-, nihilistischer Wahn = „ich bin nichts oder gar nicht vorhanden“ u.a.), manipulierte Gedanken (fremdbestimmt etc.), vermeintlich durch eigene Gedanken manipulierte Umwelt -> gefühlte direkte telepathische Einwirkung auf Personen oder Vorgänge, Halluzinationen (v.a. akustische -> „Stimmenhören“ oder Lesbarkeit der eigenen Gedanken), Zerfahrenheit (unlogisches Denken, sprachliche und emotionale Verarmung), Sendungsbewusstsein (als „Retter der Welt“, „Messias“ etc.), Gefühl einer sich vorbereitenden Apokalypse, eines sich zuspitzenden Kampfes zwischen Gut und Böse mit eigener Rolle an der Spitze des Guten -> daher auch existentielle Angst bis hin zur Todesangst; Unerklärlichkeit des Verhaltens, mitunter uneingeschränkte Direktheit und Aggressivität bei sonst unauffälligem oder angepasstem Verhalten.

Beginn einer schizoaffektiven Störung: Die schizoaffektive Erkrankung beginnt nicht plötzlich, also von einem Tag auf den nächsten. Sie schleicht sich innerhalb weniger Wochen bis hin zu sechs Monaten und mehr ein.

Vorwarnsymptome:

- müde, matt, rasch erschöpfbar
- schlecht gelaunt, reizbar bis hin zu aggressiv
- Stimmung schwankt
- Phobien
- Merk- und Konzentrationsschwächen
- verringerte Leistungsfähigkeit
- innerlich unruhig, nervös
- gestörter Schlaf
- ohne Ursache auftretende Schmerzen, auch wandernd
- Änderungen in Verhalten und Gewohnheit
- Misstrauen, schließlich Rückzug
- Gesteigerte Empfindlichkeit bei Geräuschen und Licht
- Hypochondrie
- Appetitverlust, Würgereiz

Prognose: insgesamt relativ günstig, bei über 50% der Betroffenen keine bleibenden Beeinträchtigungen: Krankenhausaufenthalte sind meistens zeitlich begrenzt zwischen einigen Wochen oder auch Monaten, dabei aber nicht dauerhaft vonnöten, außer in Fällen mit überwiegender Schizophrenie. Zu 80% bleiben Betroffene selbständig, brauchen also keine Betreuung. Beruflich und bezüglich der Beziehungsfähigkeit (auch der Weiterführung von Ehe und Partnerschaft) gibt es bei über der Hälfte der Erkrankten keine Beeinträchtigungen, allerdings muss in 25% der Fälle der Beruf vorzeitig aufgegeben werden. Auch eine dauerhafte Erwerbsunfähigkeit mit Berentung kann eintreten. Ehe oder Partnerschaft dagegen werden nur bei 15% der Betroffenen aufgelöst.

Rückfallhäufigkeit: Bei einer schizoaffektiven Störung ist es äußerst selten, dass es bei einer Krankheitsepisode bleibt. Oft begleitet den Betroffenen die Krankheit ein Leben lang, erst im höheren Alter (ab 70 Jahren) stellt sich eine dauerhafte Besserung ein. Allerdings ist heutzutage durch die verbesserten Behandlungsmöglichkeiten und bei rechtzeitiger Therapie eine hohe Lebensqualität relativ leicht zu erreichen. Doch durch ein Auftreten von belastenden Lebensereignissen ist ein Rückfall sehr wahrscheinlich. Wichtig ist in solchen Situationen wie auch in Fällen von stärkerer Belastung die Anpassung der Medikation (entweder durch eine Dosiserhöhung eines regulär einzunehmenden Medikamentes oder durch eine zusätzliche Einnahme eines Tranquilizers z.B.) in Absprache mit dem Nervenarzt oder Psychiater oder bei fortgeschrittener Medikamentenerfahrung durch eigene Initiative.

Belastende Lebensereignisse oder psychische Determinanten (die zur Ersterkrankung oder zu Rückfällen führen können)

- Verlust oder Wechsel der Arbeitsstelle sowie Berentung
- Stress, Druck durch die Arbeit, Mobbing durch Chef oder Kollegen

- Gerichtsverfahren
- Heirat oder Geburt eines Kindes sowie Schwangerschaft
- Erkrankung (eigene oder von nahen Verwandten und Freunden) oder Operation
- Finanzprobleme
- Trauer
- Trennung oder Scheidung
- Fernreisen oder Umzug
- Prüfungen
- Heftige Verliebtheit, oftmals einseitig
- Übermäßige Angepasstheit, nicht Nein-Sagen-Können
- Unterschiedliche Erziehungsstile der Eltern
- Hohe Ansprüche an sich selbst, Perfektionismus
- Tendenz zum „Strebertum“
- Vormachtstellung des „Über-Ichs“ (der eigenen übergeordneten psychischen Kontrollinstanz)
- Gefühl des Nicht-Genügens oder der Minderwertigkeit
- Einzelgängertum, keine oder nur wenige Freunde
- Oft überdurchschnittlich intelligent/sensibel
- Gefühlstiefe, die sich auch religiös oder spirituell äußern kann, aber auch leicht zur Belastung werden kann

Aber diese belastenden Lebensereignisse sollten nicht überbewertet werden, denn nicht in jedem Fall sind sie Auslöser der Krankheit. Treten diese Belastungen allerdings gehäuft auf, werden auch die Rückfälle häufiger und die gesunden Zwischenperioden kürzer.

Bei depressiven oder manischen Zuständen spielen sie eine vielfach größere Rolle als bei rein schizophrenen Zuständen. Die psychischen Faktoren sind oft vorherbestimmend für die schizoaffektive Erkrankung.

Suizidgefahr: In fast 75% aller Fälle wird von Selbsttötungsgedanken, -plänen oder gar –versuchen berichtet. Vor allem bei langjährig Erkrankten ist das Suizidrisiko hoch und bei solchen, die gleichzeitig unter schizophrenen/psychotischen und schwer depressiven Symptomen leiden. Frauen und Patienten mit akutem belastenden Lebensereignis (oder gar mehreren) sind besonders gefährdet. Bei drohender Suizidgefahr ist eine Aufnahme in ein psychiatrisches Krankenhaus die sicherste Lösung. Bei schizoaffektiven Störungen von Frauen nach der Geburt eines Kindes ist eine sofortige Behandlung durch Frauenarzt und Psychiater vonnöten, da sonst nicht nur ein üblicher Suizid, sondern ein um das Leben des Kindes erweiterter Suizid drohen kann.

Therapie bei schizoaffektiven Störungen

(1) bei einer Manie:

- Leichte Formen können mit Hilfe von Nervenarzt, Psychiater und Internist oder Allgemeinarzt ambulant behandelt werden, also ohne dass der Erkrankte in ein Krankenhaus muss. Bei mittelschweren Formen muss diese Entscheidung (ambulant oder stationär) von den Ärzten genau abgewogen werden, während bei schweren Krankheitsverläufen unbedingt ein Krankenhausaufenthalt nötig ist. Dieser muss notwendig in einer psychiatrischen Fachklinik erfolgen auch wenn der Patient dafür nicht zu gewinnen ist.
  Eine Behandlung der Manie ist schon allein deswegen ratsam, weil der Erkrankte dadurch sonst oft seine Arbeitsstelle, Partnerschaft, gute Nachbarschaft, Wohnung sowie seine finanzielle Existenz riskiert ohne sich dessen bewusst zu sein.
- *Medikamentöse Therapie:* Oft wird eine Kombination aus Lithium und Neuroleptika bevorzugt, wobei die Neuroleptika in der Regel geringer dosiert werden als bei einer Psychose. Lithium ist ein so genanntes „Phasenprophylaktikum“, also ein Mittel der Vorbeugung gegen manische und depressive Phasen. Lithium ist als Phasenprophylaxe das Mittel der ersten Wahl, kann aber bei einer langjährigen Einnahme auch die Nieren angreifen. Besteht nachweislich eine Beeinträchtigung der Nierenfunktion (meist nach vielen

Jahren der Lithiumeinnahme), was v.a. durch den Kreatininwert im Blut zu erkennen ist, muss das Lithium abgesetzt werden. Letzte Sicherheit in dieser Frage schafft der Internist oder (noch besser) der Nephrologe durch weitere Untersuchungen. Bei einer Weiterbehandlung durch Lithium bei beschädigten Nieren droht eine Dialysebehandlung. Als Lithium-Ersatz stehen auch ein paar andere Phasenprophylaktika bereit, wie Valproinsäure (Valproat), Carbamazepin sowie neuerdings das Lamictal (Lamotrigin).

Heute wird teilweise auch eines dieser drei Phasenprophylaktika an erster Stelle statt des Lithiums eingesetzt. In schwierigen Fällen kann auch eine Kombination der einzelnen Phasenprophylaktika sinnvoll sein. In der Regel dauert es aber mindestens drei bis sechs Monate, bis diese Art der Medikamente greift. Deshalb ist es sehr wichtig, dass die medikamentöse Therapie konsequent durchgeführt wird und die Medikamente nicht einfach aus eigener Initiative abgesetzt oder rasch ausgeschlichen werden. In diesem Falle nämlich ist ein Rückfall vorprogrammiert. Das gilt auch für die Neuroleptika, die nicht diese Wirkungsverzögerung aufweisen und deshalb für die Akutbehandlung unersetzlich sind. Ebenfalls können bei starker Erregung der Patienten Benzodiazepine (Tranquilizer wie z.B. Tavor) gegeben werden, die beruhigend und angstlösend wirken.

(2) bei einer Psychose:

- Beim Auftreten psychotischer Symptome ist schnelles Handeln erforderlich. Der Erkrankte muss unbedingt rasch psychiatrisch behandelt werden, da neben einer potentiellen Eigen- und Fremdgefährdung auch folgenschwere Konsequenzen in Partnerschaft, Familie, Freundeskreis, Nachbarschaft und am Arbeitsplatz drohen. Diese Krankheitsfolgen treten meist sehr schnell ein und werden dadurch begünstigt, dass die Kontaktpersonen des Kranken nichts über den krankheitsbedingten Hintergrund des Verhaltens wissen. Auch auf Grund der sich schnell hochschaukelnden Eigendynamik psychotischen Denkens und Handelns ist ein schnelles psychiatrisches Eingreifen dringend notwendig. Den Erkrankten kann so eine Steigerung ihrer Ängste, Halluzinationen und ihres irrationalen Denkens bis ins Unvorstellbare erspart werden, auch das dadurch resultierende evtl. Getriebenwerden in eine Selbst- oder Fremdgefährdung. Wird der Betroffene schnell einer psychiatrischen Behandlung zugeführt, wird rasch eine Einweisung in eine psychiatrische Klinik erfolgen. Diese stellt nicht nur einen Sicherheitsfaktor (Eigen- und Fremdgefährdung) dar sondern auch den Schutz vor tief greifenden Konsequenzen, wie sinnlosen Einkäufen, Arbeitsplatzgefährdung, Verlust von Partner und/oder Freunden, evtl. sogar Wohnungsverlust.

- *Medikamentöse Therapie:* An Medikamenten stehen zur Behandlung so genannte Neuroleptika ganz oben auf der Liste. Unter ihnen gibt es hochpotente Neuroleptika, die antipsychotisch wirken wie auch mittel- oder niederpotente Neuroleptika, die eher dämpfen. Sind die Patienten schwer erregt, muss evtl. auf eine Injektion dieser Medikamente zurückgegriffen werden. Auch die Anwendung beruhigender und angstlösender Benzodiazepin-Tranqulizern (meist Tavor) ist in akut psychotischen Phasen üblich.

(3) bei einer Depression:

- Tritt im Rahmen einer schizoaffektiven Erkrankung eine Depression auf, muss eine relativ hohe Suizidgefahr beachtet werden, v.a. bei großem Leidensdruck. Bei bestehender Suizidgefahr ist es ratsamer und risikoloser, wenn der Erkrankte in eine psychiatrische Klinik eingewiesen wird, wo in der Regel mehr zum Schutze des Patienten getan werden kann als zu Hause. Wichtig im Umgang mit schizoaffektiv Depressiven ist aber auf jeden Fall auch das Ernstnehmen der krankheitsbedingten Beeinträchtigungen, wie der Antriebslosigkeit, der Entscheidungsunfähigkeit oder des Fehlen eigener Initiative. Der oft übliche Spruch „Reiß Dich zusammen!“ oder „Es wird schon gehen!“ ist da nicht hilfreich, da er noch zusätzlich für Schuld- und Unfähigkeitsgefühle sorgt, die dem Depressiven sowieso schon zu schaffen machen.

- *Medikamentöse Therapie:* Meist erhält der schizoaffektiv Depressive eine Kombination von Neuroleptika und Antidepressiva. Möglich ist aber auch eines von beiden oder auch eine zusätzliche Gabe von Phasenprophylaktika [s. (1) bei einer Manie] oder auch Tranquilizern (wie Tavor). Letztere werden v.a. dann eingesetzt, wenn ausgeprägte Ängste und Verzweiflung, oft auch verbunden mit innerer Unruhe, den Erkrankten quälen. Allerdings muss wegen der abhängig machenden Nebenwirkung dieser Medikamente darauf geachtet werden, dass sie über keinen langen Zeitraum hinweg gegeben und langsam unter ärztlicher Aufsicht ausgeschlichen werden. Phasenprophylaktika werden als langfristiger Rückfallschutz eingesetzt, nicht aber zur Behandlung der akuten Depression. Dazu dienen die Neuroleptika und/oder Antidepressiva wie auch situationsbedingt die Tranquilizer.

Nicht-medikamentöse Therapien

Im Rahmen der schizoaffektiven Störungen können nicht-medikamentöse Therapien nur Zusatztherapien sein, denn die Basistherapie ist und bleibt die medikamentöse Therapie, auch bei leichten Erkrankungsformen.

- ***Psychotherapie:*** Die Psychotherapie wird v.a. nach einer akuten Erkrankung eingesetzt. Der Grund dafür ist, dass während einer akuten Krankheitsphase der psychische Zugang zum Erkrankten oft nicht möglich ist – oder – bei vorwiegend depressiven Phasen die verabredeten Stunden bei einer Verschlimmerung der Krankheit unter Umständen nicht eingehalten werden können. Zum Teil ist es auch bei einer schweren Depression für den Erkrankten gar nicht möglich, sich innerlich zu öffnen, sodass er über sich selbst reden kann. Auch bei notwendigen stationären Aufenthalten kann die Fortsetzung einer Psychotherapie außerhalb des Krankenhauses natürlich nicht erfolgen.

Sinnvoll ist vor allem eine Verhaltens- oder kognitive Therapie, die dem Patienten psychische Belastungssituationen aufzeigt, die auf Grund eines neu zu erlernenden Verhaltens vermieden werden können. Dafür muss der Patient mit dem Therapeuten zusammen herausfinden, was ihm gut tut und diese Erkenntnisse versuchen in die Tat umzusetzen. Die Psychotherapie soll auch für Rückfallsymptome sensibilisieren, sodass, wenn diese auftreten, gegengehalten und entsprechend darauf reagiert werden kann. So kann eine erneute Krankheitsphase aus eigener Kraft und Initiative (gestärkt durch die therapeutische Unterstützung) vermieden oder abgeschwächt werden. Auch belastende Ereignisse können in einer Psychotherapie thematisiert und im positiven Falle gemildert oder abgefangen werden. Außerdem können Gefühle der Minderwertigkeit oder

Unfähigkeit, die einer Depression oft zu Grunde liegen, teilweise aber auch in der Psyche verankert sind, aufgedeckt und angegangen werden.

Eine Psychoanalyse oder tiefenpsychologische Psychotherapie birgt für den schizoaffektiv Erkrankten das Risiko einer Neuerkrankung und sollte von daher mit Hilfe des Nervenarztes bzw. Psychiaters sehr sorgfältig abgewogen oder von vorneherein vermieden werden.

- ***Schlafentzug:*** Es gibt zwar alternativ den Schlafentzug, doch wird er bei schizoaffektiven Depressionen kaum eingesetzt – v.a. wegen der Gefahr einer dadurch auftretenden Manie oder Psychose.
- ***Die Licht- oder Phototherapie*** ist bei angewandter medikamentöser Therapie zusätzlich sinnvoll bei depressiven Phasen, die immer in der dunklen Jahreszeit wiederkehren. Allgemein muss gesagt werden, dass häufiges Spazierengehen, v.a. in der Sonne, bei Depressionen ratsam ist.
- ***Soziotherapeutische Hilfsmaßnahmen:*** Darunter versteht man unter anderem die Ergotherapie (=Arbeitstraining und Belastungserprobung) z.B. in so genannten „Tagesstätten für psychische Gesundheit“. Ist der Erkrankte erwerbsfähig, zählt eine langsam gestufte Wiedereingliederung in die Arbeitswelt genauso dazu wie Weiterbildungs- oder Umschulungsmaßnahmen.

- ***EKT oder Elektrokrampftherapie (auch: Elektrokonvulsionstherapie)***, bekannt auch als Elektroschockbehandlung. Diese Therapie ist v.a. bei therapieresistenten oder chronischen schizoaffektiven Erkrankungen sinnvoll. In der Regel wirken heutzutage die Antidepressiva ebenso wie die Neuroleptika so gut, dass eine solche EKT überflüssig ist. Greifen aber sämtliche Medikamente nicht oder nicht in der gewünschten Weise, kann eine EKT notwendig werden. Diese Therapie ist aus heutiger Sicht sehr viel ärmer an Nebenwirkungen als zu früheren Zeiten. Sie wird nur noch unter Vollnarkose durchgeführt. Auch ein muskelentspannendes Mittel verhilft zu einer nebenwirkungsärmeren Therapie. Die EKT besteht aus sechs bis zwölf Anwendungen und wird in einer Woche zwei- bis dreimal durchgeführt. Bei 60% der therapieresistenten Patienten zeigt die EKT den gewünschten Erfolg.

  Allerdings wird diese Form der Therapie nicht in jeder psychiatrischen Klinik angeboten. Bei Interesse ist es am besten, mit dem Psychiater Rücksprache zu halten, der die behandelnden Kliniken in der Regel kennt, oder die psychiatrischen Fachkrankenhäuser selbst zu kontaktieren und nachzufragen. Eine Einweisung muss über den eigenen Nervenarzt/Psychiater erfolgen, kann sich aber über einen längeren Zeitraum hinziehen, da Wartelisten in den betreffenden Kliniken nicht selten sind. Hier ist Geduld und unbeirrbarer Einsatz (auch des behandelnden Psychiaters) erforderlich.

- ***Für Erkrankte: Selbsthilfegruppen:*** In vielen größeren Städten gibt es Selbsthilfegruppen, meist allerdings nicht für schizoaffektiv Erkrankte, sondern für Depressive, so genannte „Bipolare" (=Manisch-Depressive) oder einfach für psychisch Kranke. Der regelmäßige Austausch mit anderen Betroffenen gibt dem Erkrankten die Möglichkeit einer Selbsteinschätzung durch Vergleich mit den anderen, Rückhalt durch die Gruppe und das evtl. gemeinsame Erarbeiten von Tipps und Anregungen für das Verhalten bei Rückfallsymptomen. Auch im Internet finden sich viele Selbsthilfeforen oder hilfreiche Seiten.

- ***Angehörigengruppen:*** Diese sind vor allem empfehlenswert bei Psychosepatienten, deren Erkrankung die Angehörigen eigentlich immer überfordert und ratlos macht. Aber auch bei Manikern und Depressiven ist der Bedarf an Austausch zwischen betroffenen Angehörigen sehr groß und auch sehr zu empfehlen, da der richtige Umgang mit den Erkrankten sehr schwierig einzuschätzen, dabei aber äußerst wichtig ist.

***

Grundlage dieses Artikels:
„Schizoaffektive Störungen" von Prof. Dr. med. Faust
auf www.psychosoziale-gesundheit.de